Semiologia Homeopática

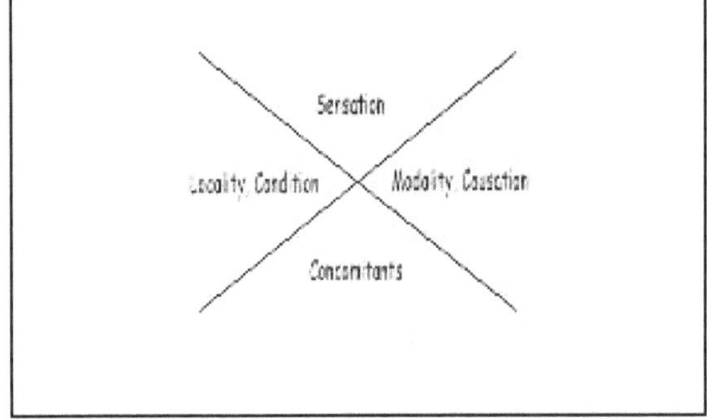

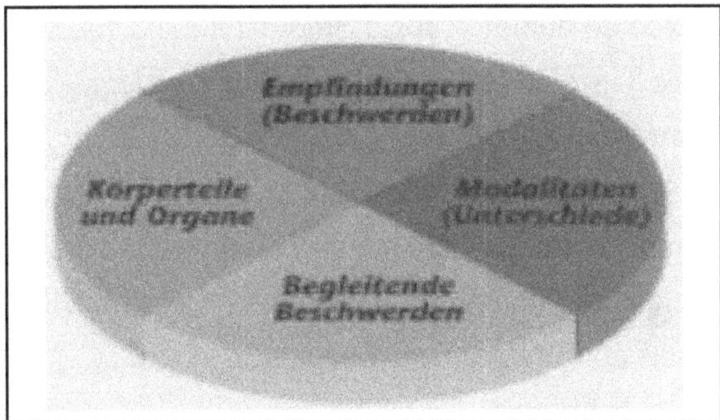

Aldo Farias Dias

Ediçao março de 2023.
GEHSH 41 anos!

Semiologia homeopática

A semiologia homeopática não se opõe à semiologia clássica, a completa.

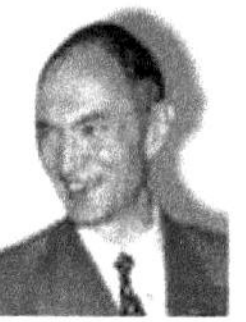

Denis Demarque

X

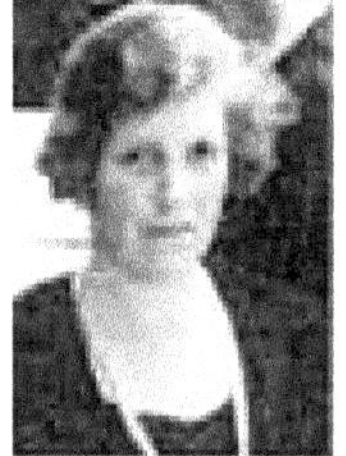

O sucesso na repertorização
depende da habilidade em lidar com os sintomas.
Isto precisa ser ensinado, não é inato. MargarethTyler.

Prefácio

Este livro descreve as peculiaridades da Semiologia Homeopática.

Faz parte da edição revista e atualizada dos" ***Fundamentos da Homeopatia***". 3ª ed. Editora Cultura Médica, 2000.

A edição revisada dos Fundamentos está sendo publicada em partes, pelo clubedeautores. www.clubedeautores.com.br

1. Homeopatia nos Estados Agudos. Outubro de 2022.
2. Os Repertórios Homeopáticos. Janeiro de 2023.
3. Estudar a Materia Medica Homeopathica. Fevereiro de 2023.
4. *Mind Symptoms Homeopathy*. Fevereiro 2023.
5. Semiologia Homeopática. Março de 2023.
6. Clínica Homeopática. Abril de 2023.
7. Princípios da Homeopatia. Maio de 2023.
8. Homeopatia. Caderno de Exercicios. Junho de 2023.

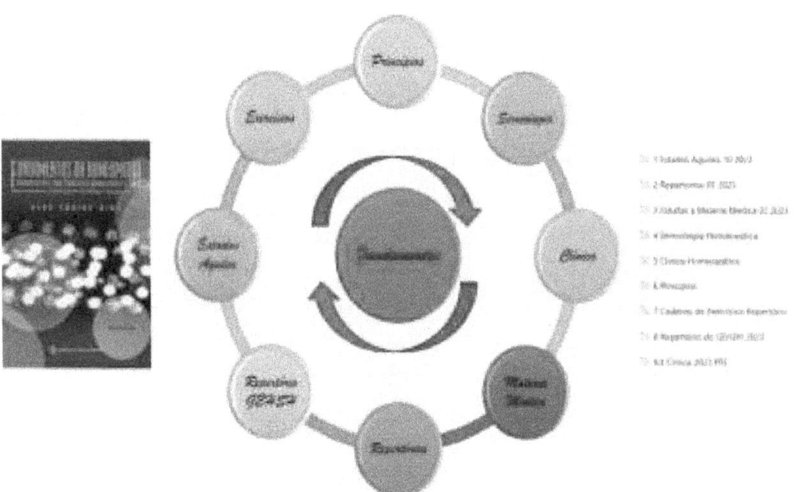

Dedicado aos sobrinhos e sobrinhas do GEHSH!

41 anos! Bodas de Seda.

Rio de Janeiro, 23 de fevereiro de 2023.

Introdução

Sintomas - são tudo o que distingue o homem doente de si mesmo, quando não está doente. Carrol Dunham.

Objetivos Gerais – após o estudo deste livro você será capaz de:

1. Identificar as divisões da semiologia homeopática.
2. Identificar as partes constituintes dos sintomas.
3. Classificar os sintomas na grade semiológica.
4. Hierarquizar os sintomas.
5. Conceituar a Totalidade dos Sintomas.
6. Conceituar a Individualização.
7. Valorizar o estudo das palavras

A Sintomatologia. Pierre Schmidt. Em *A Arte de Interrogar*. Ed. Organon, 2004.

... Já mencionei diversas vezes que é necessário distinguir" o CONJUNTO" , a" TOTALIDADE" e a" UNIVERSALIDADE" dos sintomas. O CONJUNTO dos sintomas é aquele que se observa em um determinado momento durante uma doença aguda. A TOTALIDADE dos sintomas é a que abrange todos os sintomas de uma doença no estudo de um caso crônico, por exemplo, desde o início da doença até o presente. Porém, para o estudo de um caso constitucional, deve-se considerar: a UNIVERSALIDADE dos sintomas atuais do doente, os sintomas que ele teve ao longo de sua vida desde sua infância, e também os sintomas de seus pais; do pai, caso se trate de uma menina, e da mãe, se for um menino.

Mensagem de Constantine Hering

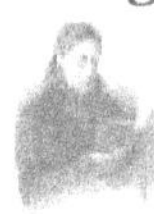

Àquele que acredita que possam existir verdades que ele não conhece e que deseja conhecer,
será mostrado um caminho que o conduza à luz de que necessita.
Quando aquele que tem sincera benevolência e deseja trabalhar em benefício de todos,
seja considerado pela Providência um instrumento apto para o cumprimento da Divina Vontade,
se lhe permitirá cumprir sua missão e será conduzido à verdade eternamente.
É o espírito da Verdade que trata de nos unir a todos,
mas o Pai das Mentiras nos mantém separados e divididos.

Constantine Hering.

Outline – Sintomas

1. **A Toma do Caso: §§ 82 a 103. ⇔ o *Record*.**

a. **Sintomas do caso.** Historicidade. Diagnósticos.
b. **Quadro da Doença §104.**

Distribuição na Matriz dos Sintomas.

Historicidade.

Característicos: (1) Especificidade (Nr.). (2) Indicação (Pt).

1 **Jahr:** (1) Patognomônicos. (2) Característicos (Acessórios) (3) Individuais.
2 ***Bönninghausen.*** *(1). Quem? (2). O que? (3). Onde? (4. Por que meios? (5). Por que? (6). Como? (7). Quando?*
3 **Boger.** (1) Mudanças da Personalidade e Temperamento. (2) Natureza e peculiaridades da doença. (3) Local da doença. (4) Conconmitantes. (5) a Causa. (6) Modalidades. (7) Horário.
4 ***James Tyler Kent*:** (1). Mentais. (2). Generalidades. (3). Particulares modalizados. Identificar os Característicos.
5 ***Pierre Schimidt*:** 1: o Conjunto. 2: a Totalidade. 3: Universalidade.
6 ***Burnett.*** (1) Local de ação. (2) Tipo de ação.

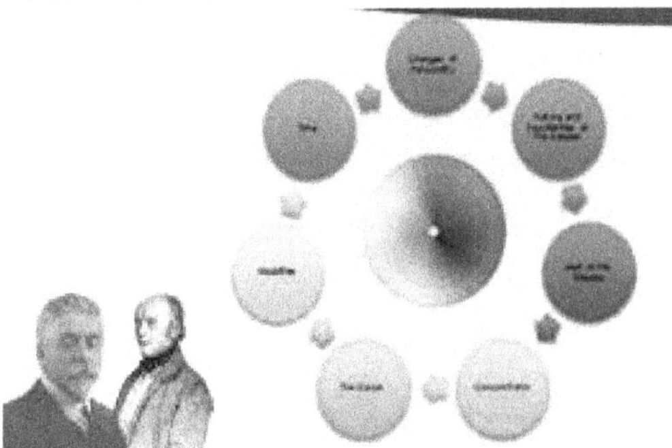

Boger – Choosing the Remedy

1. Changes of Personality and Temperament.
2. Nature and peculiarities of the Disease.
3. Seat of the Disease.
4. Concomitants.
5. The Cause.
6. Modalities.
7. Time

O valor característico indicado pela pontuação (Grau) do medicamento nas rubricas dos repertórios significa que uma maior pontuação indica uma maior frequencia de sucesso na aplicação clínica.

Na Repertorização use a função Ponto Mínimo-3 nas rubricas Comuns.

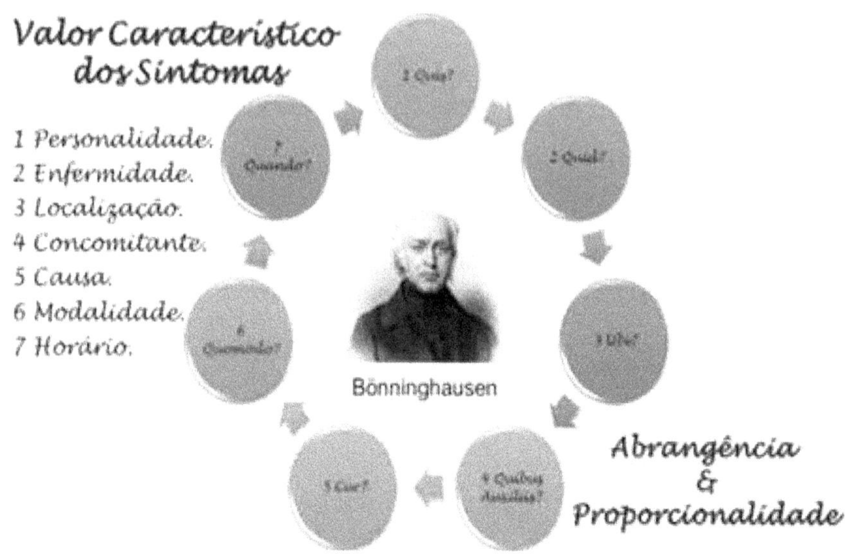

Tratado relacionado ao valor (característico) maior ou menor dos sintomas que ocorrem em uma doença, com o intuito de normatizar ou basear a seleção terapêutica do remédio" . É um hexâmetro datado do mesmo período, mas derivado de escolas teológicas; ele é, na verdade, uma construção abalada, ainda assim contém resumida e completamente os vários momentos de acordo com os quais uma doença moral deve ser julgada de acordo com suas peculiaridades e intensidade. O verso é o seguinte:" ***Quis? quid? ubi? quibus auxiliis? cur? quomodo? quando?"*** *As sete rubricas designadas nessa máxima parecem conter todos os momentos essenciais necessários para a lista da imagem completa de uma doença. Permita-me, entretanto, adicionar minhas notas a esse esquema, desejando de que esse hexâmetro, originariamente criado para ser utilizado por teólogos, possa agora também ser impresso na memória dos Homeopatas e colocado em uso pelos mesmos.*

Clemens Franz Maria von Bönninghausen

I Divisões da Semiologia Homeopática

A *semiologia homeopática* pode ser dividida em: elementar; dinâmica; miasmática; sistêmica; aplicada e evolutiva.

1. ***Semiologia Elementar**:* estudo das *palavras* e *elementos* que constituem os sintomas homeopáticos.
2. ***Semiologia Dinâmica**:* estudo das relações dinâmicas entre os sintomas.
3. ***Semiologia Miasmática**:* classificação dos sintomas utilizando o referencial da teoria miasmática.
4. ***Semiologia Sistêmica**: Reinos, Miasmas e Níveis*: estudo da abordagem dos Reinos. Análise de Grupo. (Scholten. Sankaran. Mangialavori. Chaim Rosenthal). (1993-2023). Evolução.
5. ***Semiologia Sutil***: estudo das energias, canais e correspondências entre os órgãos.
6. ***Semiologia Aplicada**:* estudo da toma do caso, valorização dos sintomas na clínica homeopática e estratégias de seleção do medicamento. *Livro – Clínica Homeopática*.
7. ***Semiologia Evolutiva**:* estudo dos parâmetros de observação e avaliação da mobilização dos sintomas pela prescrição do medicamento homeopático. Descrição do processo de cura. Descrição do momento e das maneiras de realizar as prescrições posteriores. *Livro – Clínica Homeopática*.

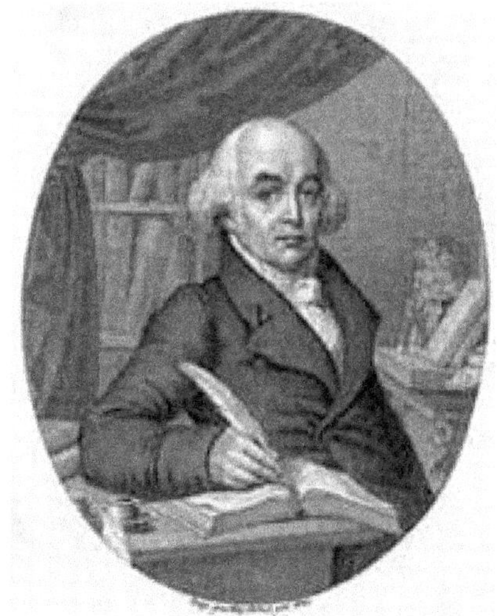

Semiologia Homeopática

1. **Elementar – Fenomenológica.**
    a. Palavras: Lexicon, Glossário, Thesaurus, Simbolismo, Temática.
    b. Elementos: Fenômeno, Local, Modalidade, Concomitante.
    c. Catagorização: Característico, Hierarquia, Historicidade.
2. **Dinâmica:** Paschero, Masi Elizalde, Whitmont e Outros.
3. **Miasmática:** Hahnemann, Ghatak e Outros, Sankaran.
4. **Sistêmica:** Scholten, Sankaran, Mangialavori. De onde Observa: *ego, awareness, silêncio.*
5. **Sutil.**
    a. Aspectos: Conteúdo Manifesto (*eu-objeto-intenção-conotação afetiva-claridade do campo da consciência*), Energia, Inconsciente.
    b. Correspondências entre os órgãos (Kent).
6. **Aplicada.**
    a. Seleção do Medicamento.
    b. Mandala da Repertorização.
7. **Evolutiva.**
    a. Observações Prognósticas.
    b. Níveis de Cura.

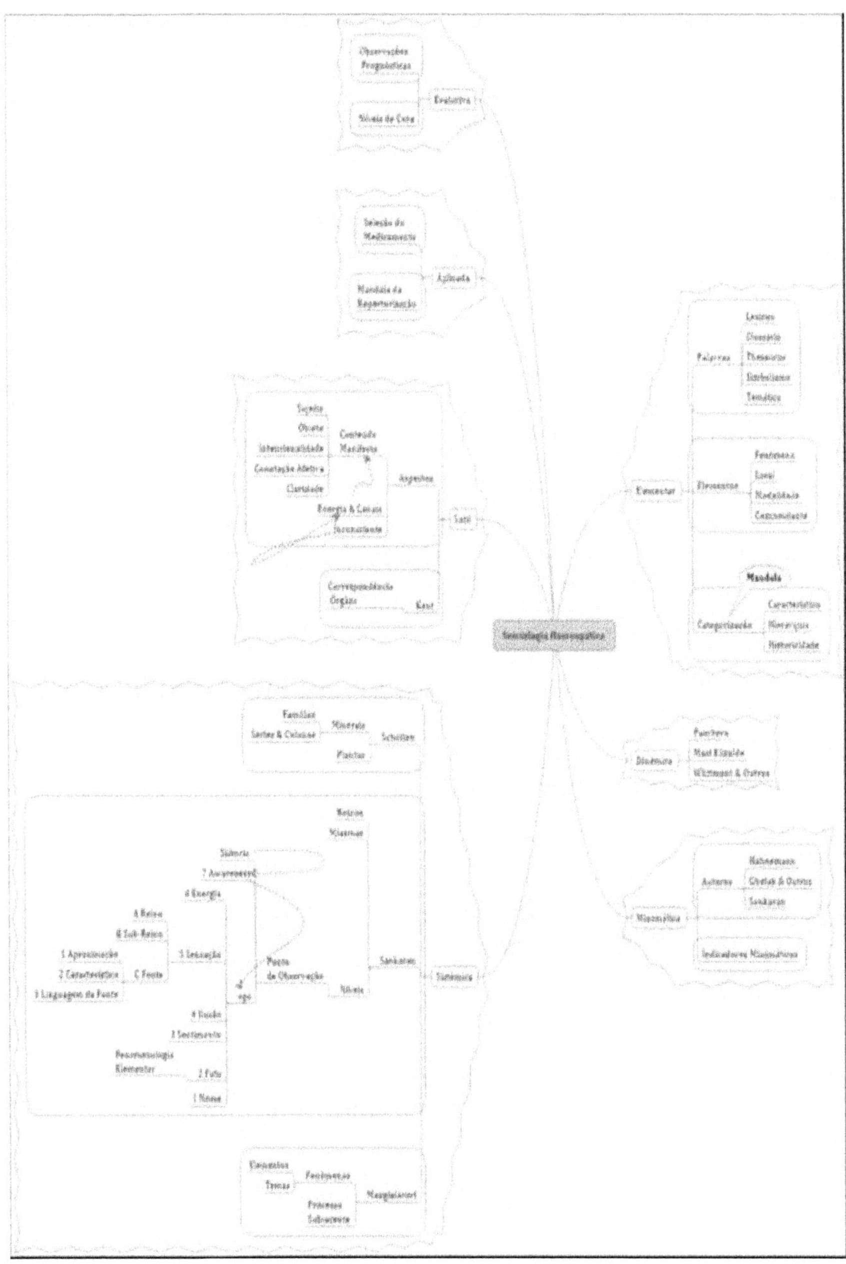
Mandala
Kent
Famílias
Minerais
Scholten
Plantas
Miasmas
Níveis
Ponto de Observação
Sankaran
Autores
Hahnemann
Sankaran

1: Semiologia Elementar – Fenomenológica

1.1 Estudo das Palavras

A semiologia elementar consiste no estudo:

1. das *palavras;*
2. dos *elementos* que constituem os sintomas;
3. da *categorização* dos elementos: *classificação, hierarquização* e *valorização.*

Leituras

- *O esquema semiológico homeopático.* - Selecta homeopathica. Vol.6, num 1, jan-jun. 1998.
- *Semiologia homeopática.* Denis Demarque.
- *Descriptions of pain.* Guide to Kent's repertory. Ahmed Currim.
- *Valor característico dos sintomas.* Bönninghausen.
- *" Característicos" ." O valor dos sintomas"* Lições: XXXI a XXXIII - Filosofia. Kent.
- *Analysis and evaluation of symptoms.* Ramanlal Patel. Sai Hom. Book.
- *Lista dos sintomas elementares.*

- **O estudo das palavras abrange**:
    1. *Lexicon.*
    2. *Glossário.*
    3. *Thesaurus.*
    4. *Simbolismo.*
    5. *Temática.*

1. Lexicon Homeopático

O conjunto das palavras que compõem os sintomas homeopáticos registrados nas matérias médicas e repertórios constitui o *Lexicon Homeopático.*

Há cerca de 5.500 palavras no capítulo mente e 55.000 em todo o repertório. Muitas vezes queremos encontrar um sintoma na matéria médica ou repertório, mas não sabemos encontrá-lo. Só temos uma palavra e não sabemos em que posição do sintoma ela se encontra. Para solucionar este problema vários autores elaboraram *índices de palavras,* indexando cada substantivo, adjetivo, verbo e advérbio. Exemplo.

✓ *DELIRIUM, gather objects off the wall, tries to*

Este sintoma encontra-se em quatro locais no" *Word Index of expanded repertory of mind symptoms"* Chitkara:

- GATHER, _ objects off the wall, tries to - DELIRIUM
- OBJECTS, gather _ off the wall, tries to - DELIRIUM
- WALL gather objects off _, tries to - DELIRIUM
- TRIES, gather objects off the wall, _ - DELIRIUM

Instrumentos de pesquisa

- Ìndex de palavras: impressos e informatizados.

Impressos

1. Patel, R.P" *Word index with rubrics of Kent's repertory"* .
2. Chitkara." *Word Index of expanded repertory of mind symptoms"* .
3. Roy, S.P" *Word incex to Boger/ Bönninghausen's repertory"* .
4. Foerster, Gisela" *Woerterbuch zum repertorisieren"* . Gruppe SG. 1997.

Gerenciadores de informações: *Folio Views, Reference Works e outros.*

Os índices de palavras proporcionam grande ajuda, porém limitam-se aos sintomas do repertório. Sem ajuda da informática fica muito difícil encontrar um sintoma no vasto material patogenético.

Os programas informatizados indexam automaticamente todas as palavras do texto e permitem a recuperação da informação de forma sequer sonhada pelos primeiros compiladores.

O repertório se tornou no árbitro final da seleção do medicamento porque os homeopatas não dispunham do recurso da informática. Era praticamente impossível encontrar um sintoma na matéria médica pura. Teríamos que folhear os 25 volumes para encontrar uma palavra ou um sintoma.

Atualmente, com toda a matéria médica indexada não há desculpa para não se pesquisar diretamente na matéria médica. O hábito de pesquisar o sintoma na matéria médica amplia consideravelmente a possibilidade de encontrar o simillimum. A individualização é muito mais precisa que o resultado da análise de rubricas repertoriais que descaracterizam, mutilam, distorcem e não fornecem os concomitantes do sintoma homeopático.

Existem aproximadamente 32.000 sintomas na MM Pura de Hahnemann, 42.000 nas Doenças crônicas, 260.000 na Enciclopédia de Allen, 140.000 nos Guiding symptoms de Hering, 11.000 nos Nosodes de Allen, 8.198 sintomas na seção mind do Repertório de Barthel, 55.000 rubricas no Repertório de Kent e 137.367 rubricas no Repertório de Zandvoort.

Com os textos integralmente indexados os homeopatas têm um completo acesso aos sintomas das matérias médicas e repertórios a partir de suas palavras ou sinônimos, combinação de palavras ou frases inteiras.

Este *Lexicon Homeopático* se constitui no verdadeiro *Dicionário Homeopático* no qual as palavras não estão definidas como os verbetes de um dicionário, mas devem ser entendidas e diferenciadas no contexto dos sintomas onde se apresentam. Esta é a concordância que os primeiros repertorizadores buscavam e que teria poupado a William Gentry quatorze anos de compilação do seu repertório de concordância.

O *Lexicon Homeopático indexado* é o trabalho de *concordância* por excelência, porém ainda não é o suficiente, do ponto de vista semântico, para o estudo *temático*, pois apenas identificamos as palavras ou sinônimos textuais.

Os *significados* sugeridos pelo contexto do sintoma, simbolizados ou referenciados, não são evidenciados pela busca de palavras isoladas. Cada palavra tem um sentido básico, ao que se somam elementos contextuais lógicos, emotivos, combinatórios, evocativos e associativos, que acrescentam diversas nuances interpretativas, no significado básico da palavra.

O *significado básico* da palavra é a sua *denotação*. Junto com os demais elementos associativos da palavra constitui a sua *conotação*. Um índice de palavras deve conter seus sinônimos, para que a busca dos sintomas que contêm a palavra seja completa. O *Folio Views* permite que a pesquisa de uma palavra inclua automaticamente seus sinônimos.

2. Glossário homeopático

A *Matéria Médica Pura* de Hahnemann foi traduzida por Dudgeon, as *Doenças Crônicas* por Tafel. A enciclopédia de Allen altera a ordem dos sintomas da Matéria Médica de Hahnemann e tem tradução distinta. Não há consistência na tradução dos mesmos termos do alemão para o Inglês. Temos que agrupar as traduções de um mesmo sintoma e compará-las com o original. O ideal para o estudo é uma lista de sintomas, sem duplicidade. Estude os seguintes exemplos:

1. *Niedergeschlagen und freudlos; er wünscht nur, allein seyn zu können, Vormittags. {alum}*
    - Deprimido e sem alegria; queria apenas ser deixado sozinho.
    - Dejected and joyless; he only desires to be left alone, forenoon. [Tafel].
    - Depressed and friendless; he wishes only to be left alone, in the forenoon. [Allen].
        - Obs. Em Barthel, figura alumina em Forsaken, friendless, o que se constitui uma reprodução do erro da tradução de Allen. [*Freudlos* = joyless e não friendless].
2. *Bangigkeit mit vieler Unruhe, den ganzen Tag {alum}*
    - Ansiedade (receio) com muita inquietação o dia inteiro.
    - Anxiety with much restlessness, the whole day . [Tafel].
    - Anguish, with much uneasiness, the whole day. [Allen].
3. *Er glaubt der Liebe Anderer verlustig zu seyn, und dieß kränkt ihn bis zu Thränen* {aur}
    - Imagina que perdeu o amor dos outros e isto o leva até às lágrimas.
    - He believes that he has lost the love of others, and this mortifies him even to tears. [Dudgeon].
    - He imagines he has forfeited the affections of others, and this grieves him to tears. [Tafel].
    - He imagines he has lost the affections of his friends; this makes him sad, even unto tears. [Allen].

4. *Er fühlt sich, früh, wie verlassen, und voll Heimweh.* {carb-an}
    - Ele sente-se pela manhã como abandonado e cheio de nostalgia.
    - He feels, in the morning, as if he was deserted, and full of homesickness. [Tafel].
    - In the morning, he felt abandoned and homesick. [Allen].
5. *Bang und wehmüthig einsam; sie hat Heimweh und weint.* {mag-m}
    - Triste, solitária e nostalgia.
    - Apprehensive and melancholy, lonely; she is homesick and weeps. [Tafel].
    - Was apprehensive, despondent, and lonesome; was homesick and wept. [Allen].
6. *Höchster Mißmuth, Abends; er hätte sich mögen umbringen - unter Froste des Körpers. (spig)*
    - Extremo mau humor, à noite; ele poderia ter se matado - com calafrio no corpo.
    - Great dejection, in the evening; he could have killed himself with chilliness of the body. [Tafel].
    - Extreme ill humor, in the evening; he could kill himself, with chilliness of the body. [Allen].
7. *Sehr weinerlich, mit Todes-Gedanken.* {am-c}
    - Muito choroso, com pensamentos de morte.
    - Very lugubrious, with thoughts of death. [Tafel].
    - Very weeping mood, with thoughts of death. [Allen].
8. *Trübes Wetter verstimmt sie ungemein.* {am-c}
    - Tempo nublado a deixa muito mal humorada.
    - Cloudy weather makes her excessively ill-humored. [Tafel].
    - Cloudy weather makes her very sad. [Allen].

9. *Missmüthig und verdriesslich.* {mang}
    - Mal humorado e taciturno.
    - Sad and cross. [Tafel].
    - Morose and peevish. [Allen].
    - Ill-humored and fretful. [Hering].
10. *Erbittertes Gemüth; Unversöhnlichkeit und langer Groll gegen Beleidiger.* {mang}
    - Humor amargo; irreconciliabilidade e longo ressentimento por quem o ofendeu.
    - Embittered humour: he could not forget injustice done to him; he fostered resentment for a long time. [Dudgeon].
    - Embittered humor; irreconcilable and long-continued resentment against those who injure him. [Tafel].
    - Embittered mood, implacable, and for a long time having a grudge against one who had offended him. [Allen].

A definição dos termos

O ideal seria um *glossário* dos termos da matéria médica de Hahnemann com a tradução mais fiel para o inglês e português. Infelizmente há muitas discrepâncias e erros nas traduções de Dudgeon, Tafel e Allen.

Exemplifiquemos com o sentimento de ciúme (*Eifersucht*) da matéria médica pura de Hahnemann.

1. **Eifersucht** - *Jealousy* - *Ciúme.* {Hyos}
2. Zanken, Vorwürfe, Schimpfreden, **eifersüchtige** Schmähungen, mit unzüchtigen Ausdrücken gemischt - dann bald Heulen und Lautweinen. // Scolding, reproaches, abuse, *jealous* invectives, mixed with indelicate expressions-then soon howling and loud weeping. // Briga, repreende, ralha, insulta, por *ciúme*, junto com palavras indelicadas e logo depois uiva e chora alto. {Nux.v}

Jealous: 1. feeling resentment against someone because of that person's rivalry, success, or advantages (often fol. by of): He was jealous of his rich brother. 2. feeling resentment because of another's success, advantage, etc. (often fol. by of): He was jealous of his brother's wealth. 3. characterized by or proceeding from suspicious fears or envious resentment: a jealous rage; jealous intrigues. 4. inclined to or troubled by suspicions or fears of rivalry, unfaithfulness, etc., as in love or aims: a jealous husband. 5. solicitous or vigilant in maintaining or guarding something: The American people are jealous of their freedom. 6. Bible. intolerant of unfaithfulness or rivalry: The Lord is a jealous God.

Synonim. **Envy**: n. 1. a feeling of discontent or covetousness with regard to another's advantages, success, possessions, etc. 2. an object of envious feeling: Her intelligence made her the envy of her classmates. v.t. 4. to regard with envy; be envious of: He envies her the position she has achieved in her profession.

Syn. 1. enviousness. ENVY and JEALOUSY are very close in meaning. ENVY denotes a longing to possess something awarded to or achieved by another: to feel envy when a friend inherits a fortune. JEALOUSY, on the other hand, denotes a feeling of resentment that another has gained something that one more rightfully deserves: to feel jealousy when a coworker receives a promotion. JEALOUSY also refers to anguish caused by fear of unfaithfulness. 4. resent. ENVY, BEGRUDGE, COVET refer to one's attitude toward the possessions or attainments of others. To ENVY is to feel resentful and unhappy because someone else possesses, or has achieved, what one wishes oneself to possess, or to have achieved: to envy the wealthy, a woman's beauty, an honest man's reputation. To BEGRUDGE is to be unwilling that another should have the possessions, honors, or credit that person deserves: to begrudge a man a reward for heroism. To COVET is to long jealously to possess what someone else possesses: I covet your silverware. (*Random House Webster´s Unabridged Dictionary)*

3. Thesaurus homeopático

Uma mesma idéia ou tema está representado por mais de uma palavra e uma mesma palavra pode significar idéias diferentes. Ao pesquisar uma *palavra* devemos levar em consideração os *sinônimos* e palavras *correlatas* que constituem o *Thesaurus homeopático*.

Exemplos:

- **abandon** abandoned deserted despised friendless forlorn forsaken isolation lonely lonesome loneliness neglected solitary
- **anger** angry choleric quarrelsome wrath
- **antagonism** contradictory contradiction
- **anticipation** foreboding forebodings
- **anxiety** anxious anxiousness anxieties anxiously cares apprehension apprehensive apprehensiviness apprehensiveness anguish despair despairing inquietude nervous nervousness preoccupation preoccupations preoccupied restless restlessness uneasiness uneasy worry worries worried
- **censorious** critical criticism fault rebuke rebukes reproach reproache reproaches
- **cheerful** cheer cheering cheerfull cheerfully cheerfulness cheerfullness contented contentment delight gay gayety hilarity hilarious happy happiness joy joyful joyfull joyfulness joyfullness joyous laugh laughing laughter merry merriness merriment mirth mirthful pleasure smile smiling
- **critical** censorious criticism fault rebuke rebukes reproach reproache reproaches

Henrique Stielfmann. *Thesaurus Homeopático*. Ed. Organon. 2009.

Exemplos

Enciclopedia Alen-Mind			Roget´s Thesaurus	Azevedo – Dic. Analógico
Palavras	**Palavras**	**Med.**	**Categorias**	**Categorias**
Loquacious, like shouting	Loquaz, como grito	Abrot.	571	574
Feebleness	Fraco	Abrot.	572	575
Softening	Amolecimento	Abrot.	897	906
Ill-natured cruel /no humanity /violent/harc	Natureza má/cruel/ nenhuma humanidade/ violento/ duro	Abrot.	898	907
Beautiful/ symmetrical/ rounded/ all colors	Belo/simétrico/arredondado/ todas as cores	Absin.	245	242
Grotesque	Grotesco	Absin.	246	243
Rounded	Arredondado	Absin.	247	244
Soothed	Suave	Absin.	418	421
Colors	Cores	Absin.	425	428
Soothed/Absent colors	Cores suaves, ausentes	Absin.	428	431
Soothed, very tranquil.	Suave, muito tranquilo	Absin.	826	829
Symmetrical, beautiful, rounded	Simétrico, belo, arredondade	Absin.	841	845
Hurrying/ haste/ rapid/ pace/ runs, breathless/ haste up the steps/ great activity, not allow him to remain in one place, he must constantly walk about/ prepossession	Apressado/ pressa/ passo rápido/ corre/ sem fôlego/ apressa os passos/ grande atividade, não permitindo que ele permaneça em um lugar/ ele deve passear constantemente/ predisposição	Acon.	680	684
Delays	Atrasos	Acon.	681	685
Uninterrupted/ staid resolute/ drive	Ininterrupto/ permanece resoluto/ dirige	Acon.	599	604

Sheep	Ovelhas	Acon.	601	605
Jostles/ obstacle/ he knocks against some people who do not get out of his way fast enough/ delas/ driving sheep	Empurra/ obstáculos/ ele bate contra algumas pessoas que não saem do seu caminho bastante rápido/ atrasos/ conduzindo ovelhas	Acon.	702	706

4. Simbolismo

Algumas vezes a temática do paciente ou de um medicamento pode conduzir à correlação com determinados símbolos ou mitos. Deve-se, no entanto, ter muito cuidado com esta *meta-compreensão* da sintomatologia. Não devemos nos deixar levar pelo fascínio que estes estudos podem proporcionar. A compreensão e individualização devem estar baseadas no firme terreno da fenomenologia.

5. Temática

No estudo das patogenesias podemos identificar certos aspectos que podem ser considerados TEMAS. Os estudos dos grupos da Escola de Paschero posteriormente ampliados pelos grupos liderados por Alfonso Masi Elizalde no início da década de 80 davam grande importância ao estudo da Temática dos Medicamentos, descrevendo vários aspectos dos Temas e agrupando-os nos Núcleos que constituíam a Dinâmica Miasmática na visão própria destas abordagens.

Alguns Sintomas Mentais Patogenéticos apresentam a característica de serem Únicos e Temáticos e são considerados pelo GEHSH como Notas Distintivas.

Exemplo de **Nota Distintiva** em *Mezereum.*

- *Indiferença a tudo e a todos.*
    - *Sensação como se tudo está morto e nada lhe causa impressão alguma, como é descrito...*

olha através da janela sem ter consciência do que passa a seu redor.

1.2 Estudo dos elementos

Os sintomas podem ser estudados de forma elementar, desmembrando as partes que o constituem. Isto é importante para entender a *hipótese de Bönninghausen* para completar a matéria médica e a filosofia de construção do Therapeutic pocket-book.

Em cada sintoma podemos identificar *o tipo, a localização, as modalidades e os concomitantes*. Um ***sintoma completo***, apresenta, pelo menos, três destes quatro aspectos. Na patogenesia de um medicamento, existem muitos sintomas incompletos e podemos completá-los pelas partes dos outros sintomas. Esta é a hipótese de Bönninghausen.

***Dor de cabeça, melhora pressionando, acompanhado de náusea*.**

- *Fenômeno (Dor) – Local (Cabeça) – Modalidade (> pressionando) – Concomitante (Náusea).*

A *fonte* do sintoma e seu *valor característico* são dois fatores que complementam o estudo elementar. Estes aspectos são decisivos para a semiologia aplicada.

Fontes dos sintomas

As *fontes* dos sintomas são patogenéticas, toxicológicas ou clínicas. As fontes *patogenéticas* são variadas, obtidas pela experimentação em pessoas sadias com diversas substâncias em variados graus de dinamização e circunstâncias e em muitas patogenesias constam observações da ação medicamentosa em pessoas doentes, quer pelo aparecimento de sintomas novos ou pela agravação de sintomas existentes. (Estude: As fontes da Matéria Médica, em *Manual of Pharmacodynamics*. Hughes).

Referir a fonte do sintoma (autor e matéria médica), a origem do sintoma (experimentador), a dose da substância (ponderal, tóxica, dinamização), as circunstâncias de obtenção do sintoma (patogenética, toxicologia, observação em pessoa doente, agravação de sintoma existente, cura clínica).

Referir sempre o sintoma na língua original da patogenesia e a partir da fonte mais antiga. Agrupar as diferentes traduções do mesmo sintoma e resolver as discrepâncias que existem entre elas. Quando citar um sintoma de Hahnemann, utilizar o relato da MM de Hahnemann e não o que está em Allen, Hering ou outra Matéria Médica.

Tipos de Sintomas

Os sintomas são fenômenos objetivos ou subjetivos:

1. Mentais e Gerais Físicos.
2. Sensoriais: sensações, dores e tipos de.
3. Funcionais.
4. Lesionais.

- Os sintomas mentais, as sensações, as disfunções e as lesões podem ser objeto de diversas classificações, como descreveremos posteriormente. As dores são de diversos tipos.

Localização

Os sintomas apresentam uma localização:

1. Partes do corpo.
2. Lados do corpo: lateralidade.

Modalidades

Os sintomas são modificados por diversas circunstâncias que os melhoram ou agravam e apresentam outras características como o modo de aparecimento e desaparecimento, etc.

1. Causalidades: transtornos por;
2. Circunstâncias de agravação e melhoria;
3. Horário.

Concomitantes

Sintomas que acompanham outros sintomas, sem algum nexo aparente entre eles.

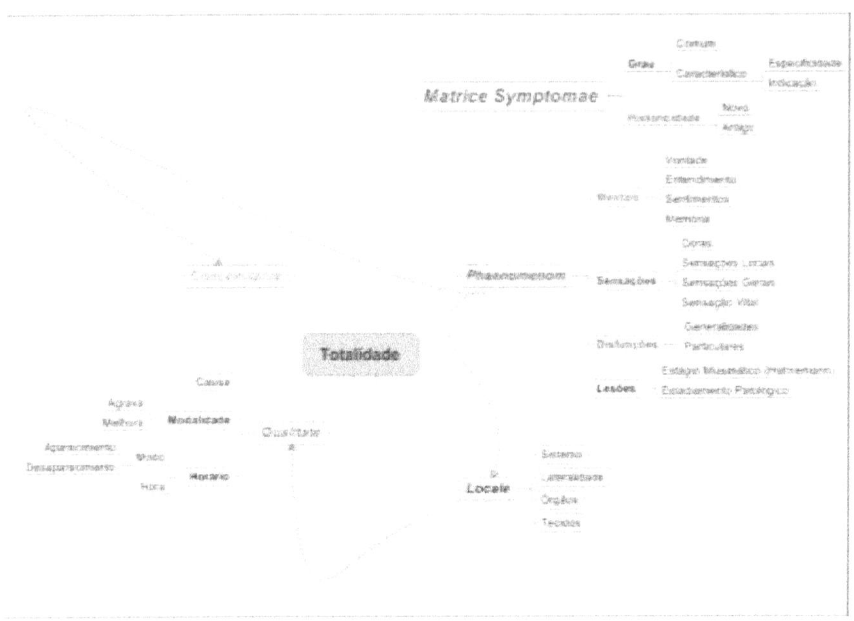

Sintoma: (1) Fenômeno. (2) Local. (3) Modificadores. (4) Concomitante.

Fenômeno	**Local**	Modificadores		Concomitante
1. Mental	1. Sistema	1. Causa	⇔0 ao Sintoma. **⇔1 ao Local.** ⇔2 Generalizada.	Concomitante
2. Dor ou Sensação	2. Lado	2. Agrava		
3. Disfunção	3. Órgãos	3. Melhor		
4. Lesão	4. Tecidos	4. Horário		

1.3 Sintomas & Partes Constituintes

Os Sintomas (Fenômenos) e Suas Partes constituintes.

(Desmembrar para Recombinar).

- ❖ As circunstâncias Modificadoras (Modalidades) são representadas nos repertórios em 3 níveis de generalização.
  - *(1) ao Sintomas. (2) ao Capítulo. (3) Generalizada.*

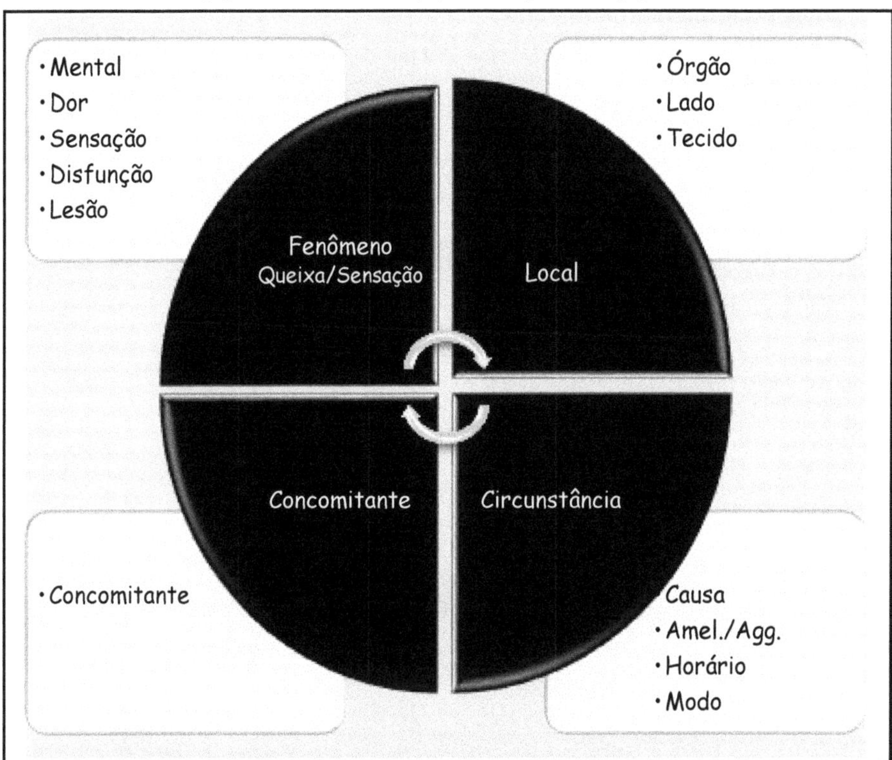

Conjuntos e Núcleos dos Sintomas Mentais. (Fundamentos da Homeopatia. 2000).

Conjuntos	Núcleos
1 Entendimento	*Identidade*[1]; *relação*[2]; *descontentamento*[3]; *imaginário*[4]; *sonhos*[5]
2 Vontade	*Desejos*[1]; *aversões*[2]; *vontade*[3]; *motivação*[4]
3 Sensibilidade	*Adoece p*[1]; *sensível a*[2]; *consolo*[3]; *contradição*[4]
4 Afetividade	*Ansiedade medo*[1]; *culpa*[2]; *perseguição*[3]; *sentimentos*[4]; *nostalgia/perda*[5]; *mortificação*[6]; *humor temperamento.*[7]; *sexo*[8]; *religião*[9]
5 Caráter	*Traços de caráter*[1]; *temporalidade*[2]; *dever /responsabilidade.*[3]; *insegurança*[4]; *agressividade*[5]; *atividade*[6]; *conduta*[7]
6 Intelecto	*Consciência*[1]; *concentração*[2]; *inteligência*[3]; *compreensão*[4]; *pensamento*[5]
7 Memória	*Memória*[1]

Quadrante Semiológico de Bönninghausen

Tradução de Termos:

- ***Empfindungen* =** Sensações.
- ***Beschwerden*** = problemas, queixas, reclamações.
- ***Modalitaten*** = Modalidades.
- ***Unterschiede*** = diferença, distinção, diferenciação.
- ***Korperteile* =** Lados do Corpo
- ***Organe* =** Órgãos.
- ***Begleitende*** = acompanhar. Concomitante.

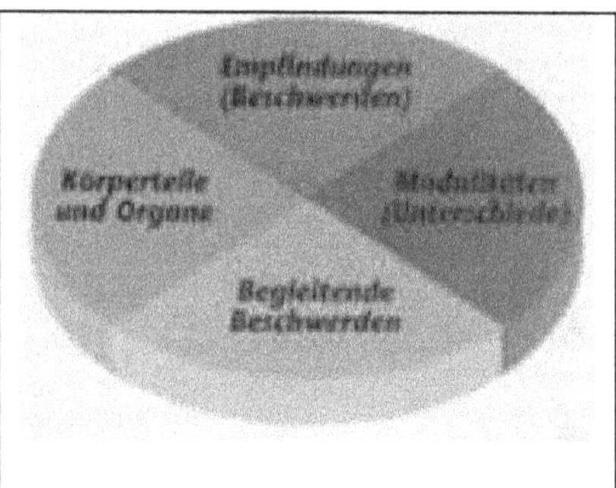

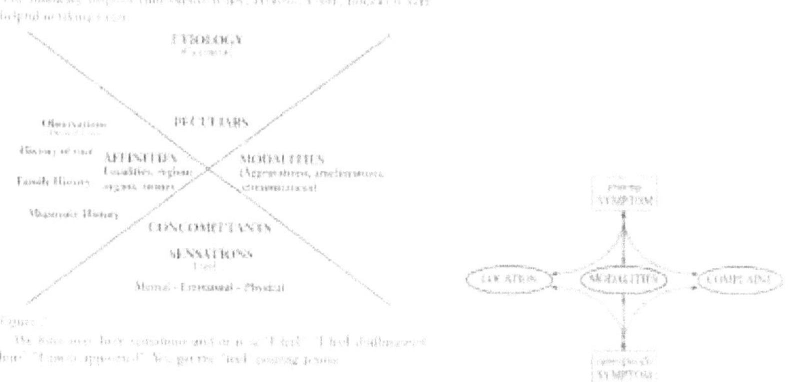

Georges Dimitriadis. *Homeopathic Diagnosis.*

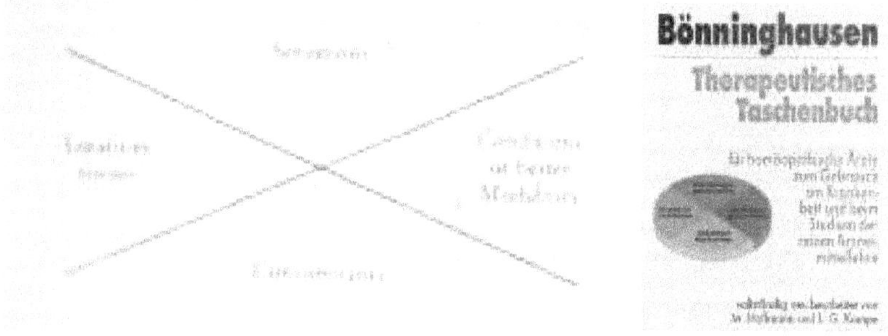

1.4 Núcleo do humor: Tabela Sinótica

1 Estado geral do humor

Abwechselnde [23]	Alternating.	Variável, alternante.
Angenehme [13]	Agreeable; pleasant.	Agradável.
Gefühl [47]	Feeling; emotion	Sentimento, emoção.
Gelassenheit [13]	Calmness; composure.	Calma, tranquilidade.
Gemüt [210]	Nature; disposition	Disposição
Laune [72]	Mood	Humor
Seelenruhe [13]	Calmness.	Serenidade, paz.
Stimmung [84]	Mood	Humor
Temperament [1]	Temperament, disposition	Temperamento.
Unfreundlich [3]	Unfriendly.	Inamistoso.
Untröstlich [8]	Inconsolate	Inconsolável, desolado.
Launenhaft:	Temperamental.	Temperamental
Unberechenbarkeit	Capricious.	Caprichoso
Veränderliche [4]	Changeable.	Varíavel, mutável.

2 Humor ansioso

Ahnung	presentiment; premonition	pressentimento. [8]
Angst	Anxiety	ansiedade. [143]
Bange	Apprehension	apreensão. [68]
Beängstigung	Alarming	inquietação, ansiedade. [27]
Befürchten	Fear	temer. [47]
Besorgt	Preoccupied	preocupado. [32]
Desperat	Despair	desespero. [4]
Erregung	Agitation	excitação. [11].
Furcht	Fear	medo. [73]
Furchtsam	Fearful	temeroso. [40]
Qual	torment, anguish	angústia. [4]
Qualvolle angst	Anguish	angústia. [0]
Schreck	fright, scare	susto [73]
Sorge	Worry	preocupação. [13]
Ungeduld	Impatient	impaciente [27]
Unmuth	Annoyance	mau-humor.[14]

Unrhue	Disquiet	inquieto [98]
Verzweiflung	Despair	desespero [35]

3 Humor irritado

Ärgerlich	annoyed, angry	aborrecido. [272]
Gereiztheit	Irritability	irritabilidade. [31]
Jähzorn	Anger	cólera. [5]
Mißlaunig	ill-humored.	de mau humor [18]
Mißmütig	sullen; morose	mau humorado. [21]
Mürrisch [85]	grumply, surly, sullen	rabugento,resmungão, carrancudo.
Raserei	Fury	fúria. [2]
Reizbarkeit	Irritability	irritabilidade. [7]
Übellaunig	ill-humoured; ill-tempered;	mau humorado. [5]
Verdrießlich	Morose	taciturno, rabugento. [89]
Verstimmt [23]	Irritate	mal-humorado, melindrado.
Wut	Fury	fúria. [40]
Zorn	Anger	cólera. [75]

4 Humor deprimido

Abscheu	Loathing	repugnância [4]
Apathie	Apathy	apatia [3]
Betrübt	Gloomy	sombrio [13]
Elend	Misery	miséria, sofrimento
Ernst	Serious	sério. [42]
Freudelos	Joyless	sem alegria. [5]
Gleichgültig	Indiferente	indiferença [78]
Hoffnunglos	Hopeless	sem esperança [6]
Hypochondrie	Hypochondriasis	hipocondria [35]
Kummer	Grief	pena [17]
Lebensüberdruss	weary of life	cansado da vida [2]
Leiden	Suffering	sofrimento [12]
Melancholie	Melancholy	melancolia [35]
Muthlos	Discouraged	desencorajado [35]
Niedergeschlagen	Despondent	abatimento [92]
Schwermüthig	Melancholy	melancólico [13]
Träurig	Sadness	tristeza [165]
Trübsinn	Gloom	sombrio [8]
Untröstlich	Disconsolate	desconsolado [8]
Verzagt [18]	Despondent	desanimado, pusilânime.
Wehmüthiges	melancholic / wishful nostalgic	nostalgia [16]
Weinen	Weep	chorando [182]

5 Humor alegre

Freude	Joy	alegria. [9]
Froh	Cheerful	alegre [14]
Heiterkeit	Mirth	contentamento. [79]
Hoffnung	Hope	esperança [5]
Lebhaft	Vivacious	vivacidade. [21]
Vergnügen	Pleasure	Prazer
Zufrieden	Contente	satisfeito. [26]

1.5 Dor e Tipos de Dor

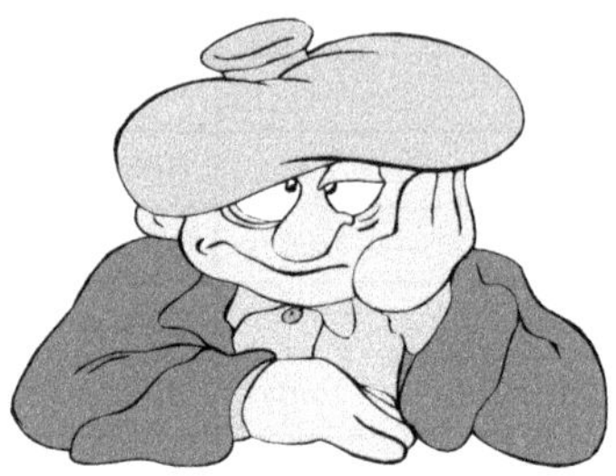

Para caracterizar a dor é necessário levar em conta sua localização, seu tipo, forma de aparecimento e desaparecimento, duração, se estende para outro local e que características toma no outro local e as suas modalidades horárias e de agravação e melhoria.

No repertório de Kent, identifique os seis sub-níveis das rubricas.

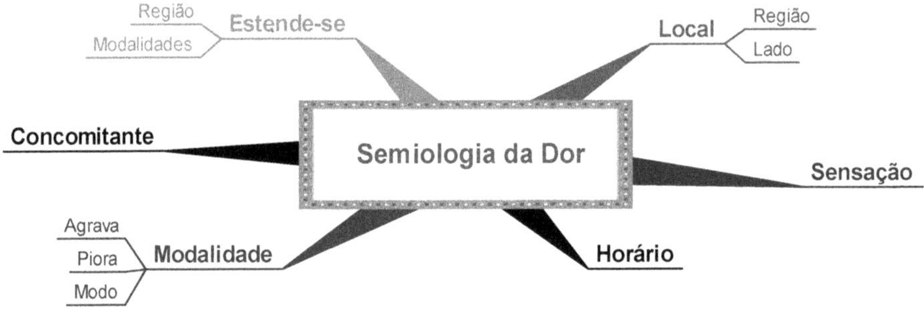

Modalidades e concomitantes da dor

- Oppression; restlessness; anxiety; fear; want of confidence; fretfulness; mental depression; dicontent; quarreling; scolding; swearing; weeping; moaning; sighing; over sensitiveness; drivento despair; hopeless; delirium; madness; rage; sensitive to touch; great debility.
- Pains, alternating with chill, with pain in haert, with mental and bodily symptoms.
- Disturbed circulation; fainting; formication; Frialdade; rigor; wants to be covered; heat, sweat; nausea; thirst; weakness; drowsiness; convulsive shocks; trembling; dyspnea; difficult breathing; unconsciousness.
- Has to lie down, keep quiet; driven out of bed; imobility; numbness; swellings.

Tipos de dor

1. ACHING: Dolorida. Dor contínua. Continuada: a dull, sustained, persistent, steady pain. dull = not intensely felt. If you ache or if a part of your body aches, you feel a dull continous pain.
2. BEARING-DOWN: Puxando para baixo: Means to push or press downward with a lot of steady pressure.
3. BEATING: Batimento, pulsátil: a throbbing or pulsation,as of the heart.
4. BENUMBING, numbing: Entorpecente: to make inactive; dull. to make numb especially by cold. Unable to feel pain or other physical sensation. Prevents you from feeling pain.
5. BITING: Mordente: to cut, grip, or tear with or as if with the teeth. stinging sensation.
6. BLIND: Cega, ofuscante: Pain so violently in intensity that you are unable even to see.
7. BLOWING: Golpeante: as from - Hard stroke. Dor como por golpes ou pancadas.
8. BORING, digging, screwing: Perfurante, terebrante: making of hole by or as if by drilling.
9. BROKEN: Fragmentada , interrompida, irregular: Intermittently stopping and starting.
10. BRUISED: Contundente: to crush, to hurt. Is an injury, usually produced when a part of the body is hit by something.
11. BURNING: Queimação: marked by a intense heat.
12. BURROWING: Escavante: Make a hole by digging.
13. BURSTING: Explosiva: to come forth, emerge or arrive suddenly. Irrompe com violência.
14. CLAWING: Arranhante: to scratch or dig or make scratching or digging motions with or as if with claws. (rasgar ou arrancar com as garras, presas ou pinças).
15. CLEAVING: Quebrando, fender, rachar: Brake or split.
16. COMPRESSING: Comprimindo: to press or squeeze together. (Aperta, comprime).
17. CONSTRICTING: Constrictiva: to squeeze or compress by or as if by tightening.

18.CONTRACTING: Contráctil: Make or become tihgter.

19.CORROSIVE: Corrosiva: Harmful effect like a substance that is able to destroy materials.

20.CRACKING: Estalante: to break without diving into parts; fissure.

21.CRAMPING: Câimbras: to cause a sudden involuntary muscular contraction causing severe pain, often occurring in the leg or shoulder as the result of strain or chill.

22.CREEPING, crawling: Rastejante: to move or proceed very slowly.

23.CRUSHING: Esmagante: extreme pressure.

24.CUTTING: Cortante: sharply penetrating.

25.DARTING: Dardejante. Súbita como um disparo: move suddenly and swiftly; shoot.

26.DIGGING: Escavante: to make an excavation by or as if by digging.

27.DISTENDING: Distendendo, dilatando: If something distends it becomes swollen and unnaturally large.

28.DRAGGING: Entravante: something that retards motion. move with difficulty.

29.DRAWING: Repuxante: to cause to move after or toward on by applying continuous force; pull; drag.

30.DULL: Tediosa, dor surda contínua, entorpecida: Not felt sharply.

31.FLYING: Móveis, errantes: changes its place.

32.GNAWING: Roente: to bite, chew on, or erode with the teeth.

33.GRASPING: Agarrante: hold very firmly with your hand. Agarrar.

34.GRINDING: Triturante: to become crushed, pulverized or powdered by friction.

35.GRIPPING: Apertando, agarrando: a tight hold. firm grasp.

36.GRUMBLING: Retumbante, ressoante: Make a low and continuous sound.

37.HACKING: Cortar em golpes grosseiros: to cut, notch, slice, chop, or sever (something) with or as with heavy, irregular blows.

38.HAMMERING: Martelante: to hit once or repeatedly with or as if with a hammer.

39.JERKING: Sacudida: to make spasmodic motions. abrupt thrust, push, pull, twist to.

40.LACERATING: Lacerante: cut badly and deeply.

41.LAMENESS: Capengante, anquilosante: marked by stiffness and soreness. Coxear; impede o movimento como que por enrijecimento.

42.LANCINATING: Lancinante: characterized by piercing or stabbing sensations.

43.NAIL, as from: Como se enfiando uma unha.

44.PARALYZING: paralisante: to make helpless or unable to move.

45.PECKING: Bicando: to strike with a pointed object as with a beak.

46.PIERCING: Penetrantdo: ff an object, specially a sharp object, pierces something, the object goes into it and makes a hole in it or through it.

47.PINCHING: Beliscante: to press dolorosaly. to squeeze or bind a part of the body.

48.PRESSING: Pressionante: compression.

49.PRICKLING: Picante; espinhento, pruriento: a stinging or prickling sensation.

50.PULLING: Puxando: use force on something in order to move it.

51.PULSATING: Pulsátil: to expand and contract rhythmically; throb.

52.QUIVERING: Tremulante: to shake with a rapid slight motion; tremble.

53.RADIATING: Irradiante: to diffuse or disseminate from or as from a center.

54.RASPING: Raspante: rough harsh sound like two things scraping together. Raspar, produzir som áspero, irritar (fig.)

55.RAWNESS: Escoriante; carne viva; ferida: having subcutaneous tissue exposed.

56.RIPPING: Dilacerante; rasgante: to cut or tear apart roughly or energetically.

57.RUBBING: Fricciónante: to move along a surface with friction and pressure.

58.SCALDING: Escaldante: extremely hot. If you scald part of your body, you burn yourself with very hot liquid.

59.SCRAPING: Raspando; raspante; arranhante: to rub a surface with considerable pressure.

60.SCRATCHING: Arranhante, riscante: If a sharp object scraps a part of your body, it rubs against your skin cutting you slightly.

61.SCREWING: Atarraxando, aparafusando: you twist smt. or squeeze it tightly, fasten it, fix it.

62.SHARP: Aguda, penetrando abruptamente: a pain that affects you deeply and suddenly in a way that hurts.

63.SHATERING: Despedaçante: to cause to break or burst suddenly into pieces.

64.SHOOTING: Tiro, como por; Dor penetrante e aguda, pontada: to send forth suddenly, intensely..

65.SMARTING: Pungente; Dor viva e aguda; sentir dor atroz: to cause a sharp usually superficial, stinging pain, as an acrid liquid or a slap.

66.SORE, bruised: Dolorida: painfully sensitive. dolorosa to the touch; tender.

67.SPASMODIC: Espasmódica: happen suddeny for short periods of time at irregular intervals.

68.SPLINTER / SPLINTERED: Estilhaçada: small thin sharp piece of wood, metal, glass, broken off from a larger one.

69.SPLITTING: Dividida, rachada: divided into two.

70.SPRAINED: Distensão: a painful wrenching or laceration of the ligament of a joint.

71.SQUEEZING: Espremente: to press hard upon or together; compress.

72.STABBING: Esfaqueante: súbita sharp dor like the one provoked by a knife.

73.STICKING: Penetrante: to pierce, puncture or penetrate with a pointed instrument.

74.STINGING: Ferroada: to pierce or wound painfuly with or as if with a sharp-point structure or organ, such as that of certain insects.
75.STITCHING: Pontada, dor aguda em: a sudden sharp pain in the side.
76.STUNNING: Atordoante: causing or capable of causing loss of consciousness.
77.STUPEFYING: Entorpecedora: to dull the senses of; put into a stupor.
78.SURGING: Ondulante: to roll or be tossed about on waves, as a boat.
79.TEARING, torn, rending: Rasgante, lacerante: to lacerate. to become torn.
80.TIGHTENING: Apertando: fixed,drawn together firmly.
81.TINGLING: Formigamento: to have a prckling, stinging sensation as from cold, a sharp slap, or excitement.
82.TWANGING. as from breaking a piano string: Som estridente como se quebrando as cordas de um piano.
83.TWINGING: Pontada: a sharp, sudden physical pain.
84.TWISTING: Torção: to rotate or revolve. to progress in a winding course.
85.TWITCHING: Repuxante: to ache sharply from time to time; twinge. draw, pull or move suddenly and sharply. to move jerkly or spasmodically.
86.ULCERATING: Ulcerante): to become affected with or as if with an ulcer.
87.UNDULATING, waving: Ondulante: move in a smooth wavelike motion.
88.WANDERING: Errátil: roam aimlessly.
89.WRINGING: Torcendo, comprimindo: hold together, twist and turn them. Shake and squeeze it tightly. Torcer, comprimir, apertar.

1.6 Febre e Tipos de Febre

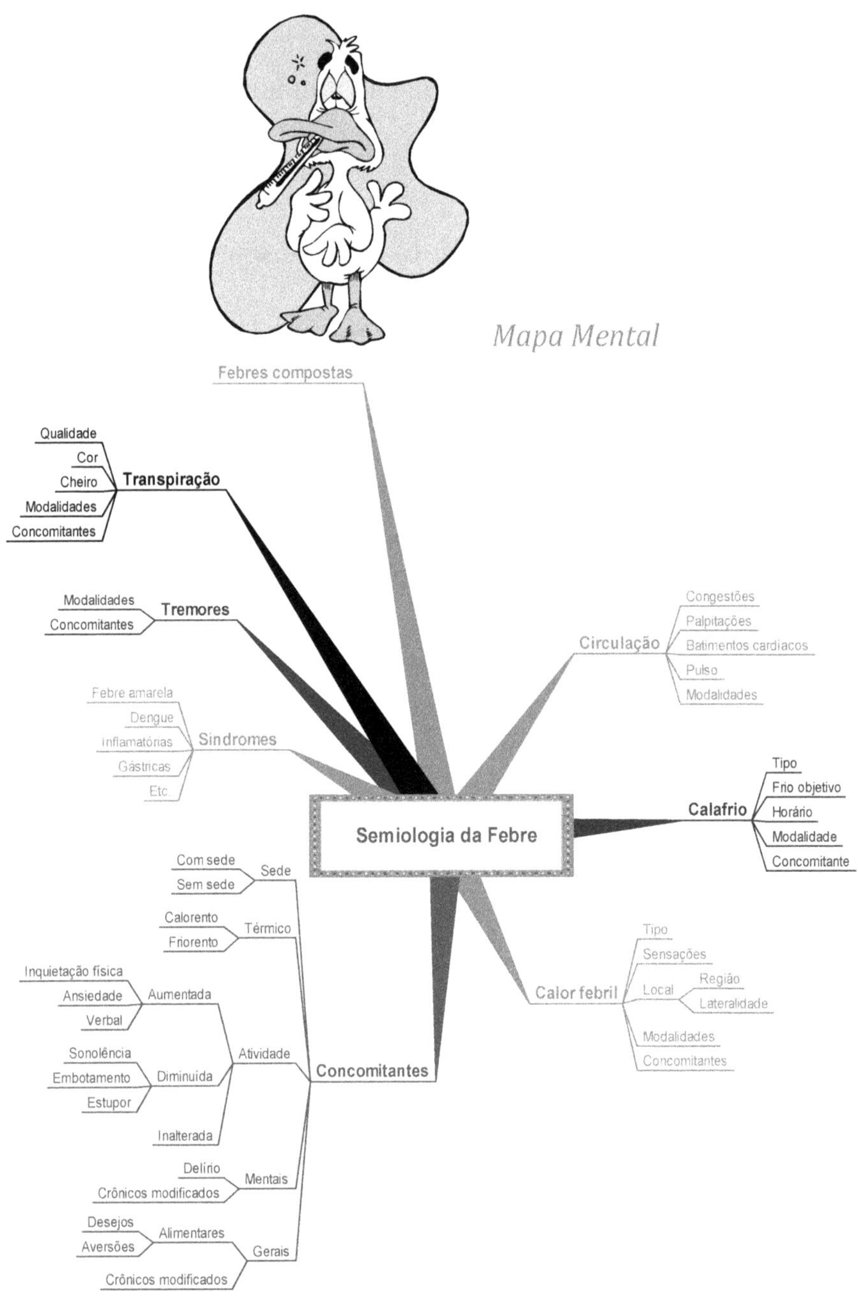

Ficha Clínica para os Estados Febris

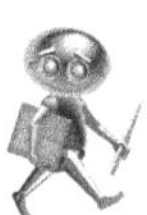

Circulação – natureza, horário, modalidades

[ ] congestões.[ ] palpitações. [ ] batimentos cardíacos. [ ] pulso. [ ] outros. [ ] Modalidades.

Calafrio

[ ] qualidade. [ ] frio objetivo. [ ] horário. [ ] modalidades. [ ] concomitantes.

Calor febril

1. CALOR FEBRIL E FEBRE EM GERAL: Acon., ant.t., bell., cham., cycl., ferr., fl.ac., hyos., nat.m, ran.s., squil., sel., sil., spig., spong., stann., stram., sul.ac. valer., viol.t. etc. (4 pontos na rubrica)
2. TIPO DE CALOR FEBRIL: abdominal, alta, ardente, ascendente... etc.
3. PARTES DO CORPO: partes, externas, afetadas, únicas internas, unilateral (esquerda, direita, anterior, posterior, superior, inferior), partes cobertas, na cabeça, dentro da cabeça, com extremidades frias, olhos, nariz, face, fronte, abdome., etc.
4. MODALIDADES: cama, beber, emoções, calor, sono, cobrir, descobrir. Horas do dia.
5. SENSAÇÕES: queimação, frio, secura, dor, dolorimento (*bruised*), câimbra, tensão, pressão, pulsação, dormência, fraqueza.
6. CONCOMITANTES: em geral. Mentais: ansiedade, delirium, confusão, Físicos: coriza, Face (fria, pálida, vermelha, transpiração fria na), dentes (batendo, dor), gengivas sangrando. Secura na boca, salivação, língua seca, *coated*. Fala díficil. Garganta (secura, quiemação). Apetite (aversão a beber, comer, fome canina, desejo de bebidas frias). Sede em geral, sem sede, bebe pouco de cada vez, bebe muito de cada vez). Sabor amargo, pútrido. Náusea e vômito. Dor no estômago. Urina. Respiração (ansiosa, opressão, curta). Tosse (com ou sem expectoração). Peito congestão. Palpitação. Extremidades. Sono.

7. **Síndromes febris:** febre amarela, meníngeas, puerperais, inflamatórias, gástricas etc.

Transpiração

- [ ] Qualidade. [ ] Cor. [ ] Cheiro. [ ] Modalidades. [ ] Concomitantes.

Tremores

- [ ] Modalidades. [ ] Concomitantes

Concomitantes

- [ ] Sede. [ ] Sem sede. [ ] Calorento. [ ] Friorento. [ ] Atividade. [ ] Mentais. [ ] Gerais.

Febres compostas

Febres compostas: com todas as características, não somente em relação à sequência entre calafrio, calor e transpiração, mas também quanto ao horário do dia, duração, concomitantes, tanto precedendo quanto sucedendo o calor febril.

Tipos de Calor Febril

1. Abdominal (abdominal): nas síndromes infecciosas dos intestinos.
2. Agachado (stooping): sente calor ao abaixar-se ou inclinar-se para frente.
3. Antecipando (anticipating): ocorrendo antes do que seria previsto. (nas intermitentes).
4. Ardente (burning): a pele está muita seca e quente, chegando a irradiar o calor.
5. Ascendente (ascending): a sensação de calor começa nos pés e vai subindo.
6. Ausente (heat absent): sente calafrios mas não tem temperatura alta.
7. Catarral (Catarral): transcorre com secreção mucosa (olhos, ouvidos, vias aéreas).
8. Cerebral (cerebral): nas meningites, encefalites.
9. Cérebro espinhal (cerebro spinal): intensa, com excitação do sistema nervoso.
10. Congestiva (congestive): excesso de sangue em determinada parte do organismo.
11. Contínua, tifo, tifoidea (continued): mantem-se estável em seus valores.
12. Descendente (descending): a sensação de calor vai no sentido da cabeça aos pés.
13. Descobrindo (uncovering): pode ter aversão ou desejo; ou calafrio descobrindo-se.
14. Duradouro (long lasting heat): pode permanecer dias numa mesma temperatura.
15. Estremecimento (shuddering): contrações musculares produzindo sacudidas.
16. Estropeada (spoiled Febre): febre crônica intermitente alterada por medicação.
17. Estuporosa (stupid form): com obnubilação da consciência.
18. Exantemática (exanthenic): nas doenças exantemáticas.

19. Externa (external heat): o paciente tem a sensação de que a pele está muito quente.
20. Externa com calafrio: sensação de calor externo e de frio internamente.
21. Frialdade (chilliness, with): Kent usa chilliness e Hering Frialdade..
22. Frialdade externa (with external coldness): A pele do paciente está fria e seca.
23. Gástrica (Gastric): nos transtornos gástricos.
24. Héctica (hectic): doenças crônicas com emagrecimento e debilidade (neoplasias, TB).
25. Hemorrágica (hemorrhagic): hemorragias na pele (petéquias, equimoses) ou órgãos.
26. Incompleta (incomplete): febre crônica intermitente que falta algum componente.
27. Infantil (Infantile): remitente infantil em quadros agudos comuns da infância.
28. Inflamatória (inflamatory): no estágio inflamatório (sem supuração).
29. Insidiosa (insidious): aparece gradualmente e acompanha doenças graves (enganosa)
30. Intensa (intense heat): febre alta: mais de 39 graus centígrados.
31. Intermitente (intermittent): passa por períodos afebris.
32. Intermitente com calor febril duradouro: os picos febris podem durar muito tempo.
33. Interno (internal heat): sente o calor por dentro.
34. Inverno (winter): desencadeia o processo febril no inverno.
35. Irritativa (irritative): doenças comsuptivas (hécticas), com sintomas irritativos (delirium).
36. Mascarada (masked): febre que foi suprimida por medicamentos alopáticos.
37. Outonal (autumnal): desencadeio o processo febril no outono.

38. Paroxismos aumentando em intensidade: vão aumentando de intensidade.
39. Paroxística (paroxysmal): exarcebação brusca ou forma súbita, em certos horários.
40. Partes afetadas (affected parts): sensação de calor nas zonas de inflamação.
41. Partes isoladas (single parts): sente o calor febril em zonas do corpo.
42. Peitoral (pectoral): com síndrome pneumônica ou brônquica.
43. Petequial (petechial): com petéquias em mucosas ou pele.
44. Puerperal (puerperal): com infecções uterinas desde o parto até 6 semanas depois.
45. Recidivante (relapsing): volta a aparecer quando o paciente está se recuperando.
46. Remitente (remittent): diminui de intensidade, mas nunca chega à normalidade.
47. Séptica (septic): durante as septicemias.
48. Tabaco (tobacco smoking): a febre é agravada por fumar.
49. Tiritar (shivering): maior que estremecimento. Tremor intenso, com bater dos dentes.
50. Tropical (tropical): febre amarela, paludismo. (próprio das regiões tropicais).
51. Zimótica (zymotic): séptica. Ocorre nas septicemias.

2: Semiologia Dinâmica

2.1 Tomas Pablo Paschero – Carta abierta

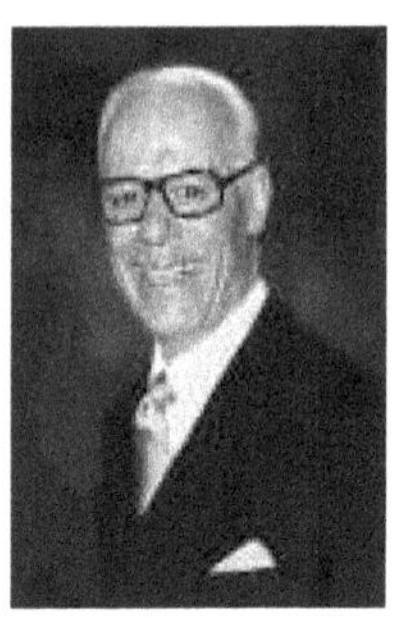

Paschero. 1904-1986.

Tomas Pablo Paschero foi um dos pioneiros na descrição da compreensão dinâmica da totalidade sintomática. Procurar entender o *por que?* e o *para que*? da sintomatologia do paciente e das patogenesias.

A semiologia dinâmica consiste no estudo compreensivo da pessoa que sofre, em sua totalidade e individualidade. Elabora uma compreensão da totalidade baseada nos *elementos de compreensão* e em *esquemas referenciais* psicológicos, filosóficos ou metafísicos. Grupos de estudo adotam diversos esquemas referenciais.

O conjunto dos sintomas de uma patogenesia ou do caso clínico permite responder às seguintes questões, que são os elementos de compreensão.

Quem é esta pessoa? Do que sofre? Qual sua angústia, culpa, perda? Como se justifica? Como se defende? Como adoece? Como e para que vive? Como realiza suas potencialidades existenciais?

Paschero

HOMENAJE A PASCHERO (elsimillimum.blogspot.com)

Tomas Pablo Paschero fue un médico homeópata argentino, fundador de la Sociedad Médica Homeopática Argentina (luego Asociación Médica Homeopatica Argentina) en 1933, y la Escuela de Medicina Homeopática Argentina en 1972, y Presidente de la Liga Médica Homeopática Internacional LMHI en 1973.

Paschero – Carta aberta

CARTA ABIERTA A LOS MÉDICOS HOMEÓPATAS (extracto) ... todos los homeópatas tienen como base de su práctica, la noción de que la similitud entre enfermedad y medicamento debe ser establecida por la totalidad de los síntomas pero, aunque se entiende que esa totalidad es por integración y no por la suma de los valores clínicos, difieren en el método para deducir esa totalidad y asignar valor característico a los síntomas....

...Soma y psique son los términos polares del fenómeno de oposición dialéctica entre los dos extremos de manifestación de la energía vital.El conflicto psíquico es transferido a los órganos en los mismos términos de oposición o pugna entre dos tendencias opuestas: querer y no querer, dependencia y autoafirmación; en el asma, por ejemplo, querer y no querer respirar. Es una especie de saboteo de la vida que jamás se puede curar por el tratamiento de la somatización sino por el del conflicto en su primaria representación psíquica.

Con una concepción mecanicista sobre la base de una escrutación físico-quimica de los cambios humorales, no se puede comprender el sentido de fenómenos de substitución mórbida con manifestaciones tan distintas como son la transformación de un eczema en asma o una neurosis de angustia en úlcera de estómago. No existe aparentemente una correlación fisiológica explicable y sólo se comprende si se reconoce que la energía vital, ordenadora de la economía interna, actúa bajo la misma ley que rige la conservación de la energía cósmica en todos sus aspectos, tanto telúricos como vitales, fijando y derivando por inducción el proceso vital del centro a la periferia, como ocurre en el átomo y en el mundo sideral.

Los movimientos de la energía del ser humano como unidad vital están regidos por las mismas leyes que rigen la actividad de la energía en todas las unidades estructurales de la creación. El mundo es producto de un movimiento de expansión y centralización; dialécticamente es un análisis y una síntesis. Cada concentración o síntesis es una individualidad que se agrupa en formaciones cada vez más complejas: átomo, moléculas, célula, tejido, órgano, sistema, organismo.

Todas son gradaciones en un curso evolutivo de complejidad estructural que determina nuevas síntesis con su identidad individual dada por el nombre y la forma. Establecida la individualidad de un ser -síntesis de una estructura- se origina en el ser humano un conflicto (el conflicto humano por excelencia) entre la necesidad de preservar esa individualidad y la tendencia inmanente, como el instinto más arcaico y profundo que el de conservación, de obedecer a la ley de la dispersión, de la fusión con la vida indiferenciada, del receso de la individualidad; estableciéndose la puja ambivalente entre el egocentrismo y el altruismo, entre el sentido autista y el sentido trascendente de la vida.

El ser humano necesita expandirse, salirse de sí mismo, hacer algo, cada vez más por sus semejantes, integrarse en la unidad del mundo, vivir su propio yo en el otro, encontrarse a sí mismo en la realidad afectiva de los demás, ser útil y ocuparse de algo que no sea exclusivamente el propio yo limitado, para hallar el sentido universal de su existencia.

A esto se llama ley de curación, que no es más que un subrogado de la ley universal de conservación de la energía. La vis medicatrix hipocrática que preserva el equilibrio psíquico homeostático del organismo es una corriente eferente de energía que emergiendo del primigénito instinto de vida, la voluntad de amor, de integración en el mundo, deriva al aparato muscular, hacia la superficie, esa voluntad de realización, como los electrones en el átomo. Toda vez que ésta corriente excéntrica sea interferida, se produce un bloqueo de la energía en un órgano o sector de la economía y se desarrolla la lesión patológica. El individuo tiene entonces una enfermedad somática, una manifestación física, en última significación, una pérdida de la libertad, una interferencia de la vis medicatrix, que rige la actividad vital tanto en el constante esfuerzo de adaptación al mundo como en la claudicación crítica aguda del equilibrio interno. La restauración de la corriente eferente en su libre tránsito a la superficie, de la mente a la acción muscular, del centro del organismo a los emunctorios, es el desideratum fundamental de la medicina, es la vigencia de la ley de curación para que el hombre pueda reasumir la libertad interna que lo conduzca a la adultez responsable....

...Curar es entonces rectificar la vis medicatrix en su dinámica vibratoria y conseguir en el enfermo, el estado de ecuanimidad o ataraxia emocional que le permita superar sus resentimientos, odios, frustraciones y dependencias infantiles, para cumplir su destino de trascendencia en el desarrollo del sentimiento de comunidad. Suprimir síntomas o manifestaciones locales, con productos químicos o medicamentos homeopáticos de similitud parcial, sin haber comprendido la raíz genética psíquico mental del miasma en la disposición anímica que condicionó el proceso patológico es ignorar lo que en ese enfermo hay que realmente curar, lo cual significa una transgresión médica que todo homeópata consciente debe tratar de obviar en todo momento y sin disculpa alguna.

Por encima del diagnóstico patológico, la anamnesis homeopática debe escrutar el sujeto mismo del enfermo, a través de un conocimiento exhaustivo de su biografía afectiva, sus vicisitudes infantiles y adolescentes, su relación con sus padres y hermanos, sus experiencias y traumatismos emocionales, sus ambiciones, sueños y fantasías, en suma, su radical vida interna que permita comprender por inducción y deducción los síntomas característicos esenciales de su personalidad, es decir su postura frente a la vida. Postura y sentimientos que lo estructuraron desde la infancia y que determinó su patología actual.

Los síntomas psíquicos característicos y los síntomas generales físicos que generalmente son derivados del estado psíquico, darán la pauta para determinar un cuadro que definirá el simillimum. En el curso del tratamiento, la pauta de la curación del enfermo será sola y únicamente dada por la movilización de ese núcleo psíquico-mental en el sentido de un cambio positivo de ánimo y conducta, junto a una reedición, en la mayoría de los casos, de síntomas somáticos latentes.

Si éste síndrome mental no ha sido removido, si el enfermo continúa con sus resentimientos, angustias, temores, un comportamiento anormal en su vida afectiva o cualquier otra anomalía de carácter y ánimo, no obstante la mejoría que acuse de su enfermedad local, por la cual acudió a la consulta, la curación verdadera, la que producirá como implicación esencial, el abandono de sus actitudes infantiles de egoísmo y dependencia, no se producirá, aunque desaparezcan síntomas locales y el propio enfermo diga que está mejor de su enfermedad orgánica.

Médico y enfermo deben tomar plena conciencia de este principio fundamental del proceso de curación que implica de parte del médico un enfoque clínico del enfermo como una totalidad biográfica para saber lo que en él hay que curar y de parte del enfermo una asunción de la responsabilidad que le incumbe para rectificar su vida de acuerdo con la ley natural que rige tanto la adaptación a la vida como la curación. El patrimonio esencial de la Homeopatía como medicina de la persona, es esta cosmovisión clinica que le permite considerar al ser humano como un ente individual segregado de la vida cósmica indiferenciada, a la que debe retornar después de cumplir el ciclo de su existencia, hallando la realidad de su propio yo en el sentimiento esencial de su condición humana que lo une a los demás…

… La Homeopatía es la ley terapéutica fundamental de la medicina y su principio no puede ser otro que la reacción del ser humano como unidad funcional para la consecución de un fin único, la unidad en el Todo.

El medicamento homeopático simillimum del cuadro psórico, como última instancia de todo tratamiento, coloca al enfermo en condiciones de cumplir con los altos fines de su existencia, como postula Hahnemann, cuya índole es la de madurar o realizarse preocupándose cada vez menos de sí mismo como entidad separada.

En ese re-ligamiento con su yo profundo, trascendente, encuentra recién el hombre la verdadera salud, que no consiste en la ausencia de enfermedades causadas siempre por una distonía neurovegetativa que trastoca las funciones corporales y produce las estructuras patológicas, sino en la solución de los mecanismos inconscientes que ha fraguado como defensa de la angustia ante su desolación y autismo y lo estanca en el proceso de maduración con el odio, el resentimiento, los temores, la angustia y todas las formas de ansiedad que estructuran su carácter. Y es que debemos tomar conciencia que esta visión antropológica del problema de la enfermedad no nos aparta de la clínica patológica clásica ni de la medicina científica, hoy en franca crisis para resolver el enigma del enfermo psico-somático que impone sus condiciones con apremio cada vez mayor a la clínica moderna, sino que contribuye decididamente a solventar la tesis tantas veces sostenida de que hay que curar al enfermo y no a la enfermedad, que un individuo no está enfermo porque tiene una enfermedad sino que tiene una enfermedad porque está enfermo. Y está enfermo esencialmente porque ha perturbado su proceso de integración.

La vida consiste en una relación o comunicación esencial con las cosas y seres del mundo...

... Esta es la homeopatía Hahnemanniana, que reclama una profunda concepción vitalista del proceso mórbido, con un quehacer médico inspirado en una visión total y biográfica del enfermo, en su proceso de maduración psicobiologica, para poder descubrir los síntomas característicos de su personalidad psíquica, en los que se da la radical unidad de su vida y el sentido de su enfermedad como un pathos inédito y personal.

La real homeopaticidad curativa se realiza, cuando el médico aplica el simillimum medicamentoso, cuyo genio patogenético tenga idénticas características mentales y sea capaz, entonces, de suscitar la reacción profunda que lo coloque en condiciones de afrontar su existencia con auténtico sentido de amor a la vida.

Dr. Tomás Pablo Paschero.

A abordagem homeopática implica em ***observação dos fenômenos***. Isto é muito importante. É a principal razão porque cometemos tantos erros. 95% da informação na Materia Medica são apenas fenômenos observados. Podem-se realizar boas prescrições desta maneira, sem entendimento do sistema. *Sem o entendimento nosso modelo de prescrever é muito limitado*. Você precisa conhecer a história ->com este entendimento um remédio pode ser prescrito em qualquer estágio da doença e não apenas quando os sintomas característicos estão presentes.

Normalmente as prescrições são feitas na base de um aspecto parcial (*still shot*) e não no filme inteiro (*whole movie*). (*isto pode funcionar nos agudos, mas deveremos ser capazes de perceber o contexto maior (bigger Picture)*).

Temos que nos mover da ***Observação dos Fenômenos*** para a ***Observação do Processo*** por trás dos fenômenos.

2. **Criação de um" Campo Terapêutico"** .

É a percepção de estar em relação com outra pessoa. O campo terapêutico vai diferir entre os médicos, e isto é a razão porque um mesmo paciente vai dizer coisas diferentes para observadores distintos.

A Toma do Caso é como uma viagem em um novo universo. Você tem que observar o que está à sua volta e perceber o que está acontecendo.

2.2 Núcleos da Dinâmica Miasmática - Masi Elizalde

Henrique Stielfmann. Metodologia do Estudo da Materia Medica. Maio de 1987.

PSORA PRIMÁRIA - é a incerteza que o homem atual tem da existência de Deus; da sua imortalidade, da realidade histórica de seu passado de perfeição e bem-aventurança, bem como da possibilidade futura de recuperá-los. Essa incerteza no plano vegetativo traduz-se pela perda da capacidade que a Força Vital tinha de vivificá-lo com perfeição , conferindo-lhe imortalidade, imunidade, integridade. A existência desta última faz com que, não podendo completar a tentativa de cura espontânea, a" vix medicatrix" consegue somente dar lugar à entidade anátomo-clínica, expressão frustra da tentativa de reparação, com nenhuma tendência à cura espontânea e, no caso em que o consiga, é à custa de cicatriz e esclerose.

Esta nova forma corporal implica em necessidades bem diferentes da comum, e como consequência aparecem" alterações no sentir e no atuar" do plano sensitivo inferior (concupiscível e irascível), encarregado de satisfazer as funções reprodutiva, nutritiva e aumentativa, da alma vegetativa. No nível superior da alma sensitiva (imaginação) a incerteza é gerada pela recordação nebulosa que o indivíduo tem de um passado de dignidade, segurança, amor, misericórdia, conhecimento, imortalidade, justiça, beleza, pureza etc., que perdeu.

Essa incerteza é gerada, portanto, tanto pelas reminiscências simbólicas daquele passado como pelos sentimentos que ele mesmo experimenta, unidos à recordação nebulosa do processo pelo qual tudo aquilo foi perdido. Estas se aninham na imaginação (potência superior da alma sensitiva) e constituem a sintomatologia da Psora Primária neste nível hierárquico (expresso por ilusões, sonhos, fantasias, obsessões, inventos e criações artísticas).

Hahnemann usa a palavra GEFUHL (sentimento - 1897) para referir-se à força vital (§ 11,29,189), a um todo indivisível (189), à saúde (9,19), a sintomas mórbidos como expressão da força vital (11,29), a doenças não cirúrgicas (29,189). E cura da doença dinâmica (29).

Sentimentos são estados afetivos duráveis, que nascem de uma representação (imagem ou idéia).

Os sentimentos significam-se através da imaginação (sonhos, fantasias, idéias, etc.), sendo elementos de destaque na Antropologia Homeopática (§ 9,119), dados semiológicos para identificarmos a doença dinâmica (11,29) e de fundamental importância com parâmetro de cura (29).

IMAGINAÇÃO: pode ser consciente e inconsciente.

Formas inconscientes: são as alucinações e as ilusões (erros na percepção e na identificação dos objetos);

Formas conscientes: podem ser espontâneas e refletidas.

Espontâneas - podem ser: com Liberdade (os jogos, as fantasias);

sem Liberdade (os sonhos, as obsessões).

Refletidas - os inventos, as criações artísticas.

A) Psora Primária por ser a recordação do pecado original tem conotações que tomadas do ponto de vista temporal, tem traços psóricos, sicóticos e sifilíticos.

PSORA PRIMÁRIA VIGENTE - é aquela em que o conteúdo da imaginação é vivido, ou é resolvido mal.

Tal angústia é gerada no plano intelectivo pela comparação daquele estado de perfeição com a concreta realidade temporal da imperfeição, desordem, vulnerabilidade e morte.

PSORA PRIMÁRIA LATENTE - é aquela em que a correta resolução do conflito contido na imaginação (pelo intelecto e pela vontade) faz cessar a angústia, ou quando a mesma desaparece por ação terapêutica, permitindo que num dado momento a consideração equânime da imaginativa incógnita junto à aquisição dos conhecimentos necessários para resolvê-la, impeçam seu retorno.

PSORA SECUNDÁRIA - aqueles elementos do mundo concreto que o homem responsabiliza por esta angústia; é o grande equívoco de atribuir ao meio e aos outros o que é na realidade atemporal, transcendental, albergado na nossa imaginação. Tal sintomatologia se expressa por medos, ansiedades e susceptibilidade (transtornos por)

Viverá isto com muita variabilidade e inconstância, esboçando defesas ora para a Sicose, ora para a Sífilis. Como ninguém quer sofrer, quando o meio o permite, fixa-se numa defesa equivocada.

SICOSE - seria o querer demonstrar que teve razão no pecar contra o que pecou. Isto é, repete na terra a temática contra a qual se sublevou, tratando de demonstrar que ele tinha razão. A sicose seria a repetição da culpa, do pecado de soberba." Antes me saí mal, mas agora vou me sair bem" . Vai repetir sua culpa, por isso através da sicose podemos chegar à psora.

SÍFILIS - é a aceitação desesperançada do castigo.

No aspecto autodestrutivo - é a entrega ao castigo pela desesperança de poder evitá-lo. Afunda-se no castigo que mereceu, que é referido no mesmo sentido daquilo em que faltou." Eu me destruo" ." Eu sou culpado" .

No aspecto heterodestrutivo - move-se com base numa atitude reativa que assenta-se sobre o núcleo da justificação. Isto é," eu sou culpado, mas não tão culpado, porque não o disse, porque não pude ver, ou alguém me obrigou" . Ao encontrar a justificação tem consciência de que houve outro poder que influiu sobre ele, que lhe trouxe a dúvida ou o animou a fazer aquilo (permite a entrada do demônio no jogo). Passo a considerar o outro como meu inimigo e me dedico a destruí-lo como vingança." Ele é culpado" .

A Psora Primária é a recordação do pecado original com todos os seus componentes. O homem sentiu a desconformidade (pré-psora), resolveu esse problema coma soberba (pré-sicose) e desencadeou por essa falsa resolução, o castigo correspondente (pré-sífilis). Converte-se em seu sofrimento aquilo que ele não quis obedecer na lei. Daí ter sido dito que a psora primária tem componentes psóricos, sicóticos e sifilíticos.

O modelo antropológico aqui utilizado por Elizalde e pelos clássicos não implica necessariamente, para a aplicação do método, numa adesão à fé judaica ou cristã. Se existiu ou não um paraíso, não importa; o que interessa é que o homem acredita nisto, o reflexo disto sendo visto em todas as religiões, mitologias e caminhos de iniciação.

O Prof. Elizalde recomendou recentemente que cada investigador que pertença a uma religião, seita, escola iniciática etc., procure desenvolver uma tese tentando corroborar esta hipótese em cada um destes caminhos.

2.3 Temas ou Caraterísticas Ladeantes.

- Ladear: acompanhar ou seguir ao lado.; estar situado próximo.

Do Sintoma Patogenético ao Repertório

- Sintoma Patogenético⇔Rubrica

O sintoma patogenético é DESCONSTRUÍDO e DESINDIVIDUALIZADO quando incluído na Rubrica ou diversas rubricas que o representam.

No Estudo das Rubricas, especialmente as mentais, onde isto ocorre mais amplamente, é preciso RECONSTRUIR a individualidade utilizando a CONCORDÂNCIA Sintoma⇔Rubrica.

Os resultados das repertorizações são descaracterizados das individualidades dos medicamentos e por esta razão deve-se sempre consultar as Materias Medicas para restaurar a individualidade e orientar a decisão da prescrição.

O conceito de TEMAS ou Característicos LADEANTES

Para o diagnóstico DIFERENCIAL FENOMENOLÓGICO dos medicamentos de uma RUBRICA pode ser utilizado o Método de IDENTIFICAR os TEMAS ou característicos que acompanham (ladeiam) o Tema em foco. (inspirado no teste triangular de Hering).

Exemplo: Rubrica – Consigo_antagonismo.

Antagonism with herself: (Barthel): anac., aur., **kali-c**., lac-c., **sep** [5,6]. Cross rubrics: ***Thoughts-two trains. Will-contradiction. Wills, two***.

- *an·tag·o·nism , n. an active hostility or opposition, as between unfriendly or conflicting groups: the antagonism between the liberal and the conservative parties.; an opposing force, principle, or tendency: Her plan to become an actress met with the antagonism of her family.; Physiol. an opposing action, as by one muscle in relation to another.; —Syn. 1. conflict, friction, strife. 2. animosity.*

Temas Ladeantes do Antagonismo consigo de Kali carbonicum
Temas Ladeantes do Antagonismo consigo de Kali carbonicum

- Destacando o TEMA – Antagonismo consigo mesma e os **TEMAS LADEANTES**:

1. ANAC -K2-103) Ele está em uma **contínua** controvérsia consigo mesmo. Irresolução marca seu caráter. Ele não pode decidir entre fazer isto e aquilo, ele hesita e frequentemente faz nada. **Ele não pode decidir, especialmente em uma ação de bom ou mal.** Ele ouve vozes comandando-o fazer isto ou aquilo, e parece estar entre uma boa e uma má vontade. Ele é persuadido por sua má vontade a fazer atos de violência e injustiça, mas é contido e restringido por uma boa vontade. **Deste modo há uma controvérsia entre duas vontades, entre dois impulsos. BG2-9) Sua razão e vontade estão em desacordo.**
    a. *ANAC -K2-103) He is in a continuous controversy with himself. Irresolution marks his character. He cannot settle between doing this and that, he hesitates and often does nothing. He cannot decide, especially in an action of good or evil. He hears voices commanding him to do this or that, and seems to be between a good and an evil will. He is persuaded by his evil will to do acts of violence and injustice, but is withheld and restrained by a good will. So there is a controversy between two wills, between two impulses. BG2-9) His reason and will are at variance.*
2. AUR -HR1-10) Imagina que não pode ser bem sucedido em qualquer coisa, e ele faz tudo errado; está em desunião consigo mesmo. H1-343) Ele pensa que tudo acontece desajeitadamente, ou que ele faz tudo desajeitadamente. 344) **Descontente** com todas as suas circunstâncias; ele imagina que ele acha em todo lugar algum **obstáculo no caminho**; num momento ele pensa que isso é devido a um destino desafortunado, num outro que ele mesmo é para ser responsabilizado por ele [it]; quando o último era o caso ele estava particularmente **mortificado e deprimido**. 345)

Uma urgência por atividade, corporal bem como mental; quando ele fazia qualquer coisa, ele pensava que ele não a fez rápido o bastante, e que ele tinha muito mais por fazer; ele não podia viver a seu gosto. 346) Remorso sobre sua ociosidade, e porém ele não pode trabalhar em qualquer coisa; ele [it] leva-o para fora de casa, ele deve estar sempre se movendo. H2-20) **Desencorajado e em desacordo [at odds] consigo mesmo**.

a. *AUR -HR1-10) Imagines he cannot succeed in anything, and he does everything wrong; he is in disunion with himself. H1-343) He thinks that everything happens awkwardly, or that he does everything awkwardly. [Hl.] 344) Discontent with all his circumstances; he imagines that he finds everywhere some obstacle in the way; at one time he thinks that this is owing to an unlucky fate, at another that he himself is to blame for it; when the latter was the case he was particularly mortified and dejected. [Hl.] 345) An urging to activity, bodily as well as mental; when he did anything, he thought he did not do it quick enough, and that he had a great deal more to do; he could not live to his liking. [Hl.] 346) Remorse about his idleness, and yet he cannot work at anything; it drives him out of the house, he must be always moving. [Fz.] H2-20) Discouraged and at odds with himself.*

b. *AUR -H1-349) Er glaubt, es gerathe alles linkisch, oder er mache alles linkisch. [Hempel, a.a.O.] 350) Unfriede mit allen Verhältnissen: erglaubt überall etwas Hinderndes im Wege zu finden, er glaubt bald, daß dieß von einem unglücklichen Schicksale herrühre, bald, daß erselbst dran Schuld sey; im letztern Falle war er besonders kränkend niedergeschlagen. [Hempel, a.a.O.] 351) Ein Treiben zur Thätigkeit, körperlicher sowohl, als geistiger; that er etwas, so glaubte er esnicht schnell genug zu machen, auch etwas Andres vielmehr machen zumüssen; er konnte sich nicht zu Danke leben. [Hempel, a.a.O.] 352) Reue über seine Unthätigkeit, und dennoch kann er nichts arbeiten; es treibt ihn fort, er mußte immerin Bewegung seyn. [Franz, a.a.O.] H2-20) Muthlos und mit sich selbst uneinig.*

3. KALI-C -H2-31) Ela **está sempre** em antagonismo consigo mesma; ela **não sabe o que ela quer**, e sente-se **excessivamente infeliz.** 32) Disposição contrária, ele está voluntarioso e frequentemente ele mesmo não sabe o que ele deseja. 33) Disposição contrária; ela demanda impetuosamente; não está satisfeita com qualquer coisa; ela fica fora de si, e furiosamente colérica, se tudo não vai de acordo com seus desejos, e frequentemente ela mesma não sabe o que ela realmente quer. A1-45) Humor desagradável, anseia as coisas com impetuosidade; não está contente com nada, fica fora de si e furiosa se tudo não for de acordo com os seus desejos e frequentemente ela mesma não sabe o que realmente deseja ter. 46) Ela está constantemente em antagonismo consigo mesma; ela não sabe o que ela deseja e sente-se extremamente infeliz. HR1-9)/ Humor alternante, a um momento boa e quieta, em outro excitada e colérica por trivialidades; constantemente em antagonismo consigo mesma; frequentemente esperançosa, frequentemente desanimada; encrespa-se por tudo; rabugenta, impaciente, contente com nada. q melancolia
    a. *KALI-C -H2-31) She is always in antagonism with herself; she knows not what she wants, and feels exceedingly unhappy. 32) Contrary disposition, he is self-willed and often does not know himself what he wishes. 33) Contrary mood; she demands impetuously; is not satisfied with anything; she is beside herself, and furiously angry, if everything does not go according to her wishes, and often does not herself know what she really wants. A1-45) Disagreeable mood; she longs for things with impetuosity; is contented with nothing, is beside herself, and gets into a rage if everything does not go according to her wishes, and frequently does not herself know what she really wishes to have, [a1]. 46) She is constantly in antagonism with herself; she does not know what she wishes, and feels extremely unhappy, [a1]. HR1-9)/ Alternating mood, at one time good and quiet, at another excited and angry at trifles; constantly in antagonism with herself; frequently*

hopeful, frequently despondent; frets about everything; peevish, impatient, contented with nothing. q Melancholia.

b. *KALI-C -H2-31) Sie ist immer mit sich selbst im Widerspruche, weiss nicht, was sie will und fühlt sich höchst unglücklich. 32) Widerwärtige Stimmung; er ist eigensinnig und weiss oft selbst nicht, was er will. 33) Widerwärtiges Gemüth; sie verlangt mit Ungestüm, ist mit Nichts zufrieden, wird ausser sich und wüthig böse, wenn nicht Alles nach ihren Wünschen geht, und weiss oft selbst nicht, was sei eigentlich haben will.*

4. LAC-C: Comentário de Chaim Rosenthal: **The split of lac-c is very different from the above remedies**. As an animal the split concern issues like identity, values, honor . Lac-c creates a pathological feeling of being like a dog. being different then the others. It means that the person thinks that maybe he would never be like the others. So even if he is clever, rich and respected his deep feeling is I am only a dog, I am not good enough as the others. so the split is : either I am a dog or the owner. **The split concerns self identity**. It affects the most inner feeling of actually who I am. as we all know there are dogs that live in much better conditions than some human beings. but they are still dogs and not human. This inner disturbance of self identity of being either a human(owner) or just a dog, is the main spilt or antagonism of Lac-c. As we could see it is an animal conflict it is not concerned with existence or function but identity.

a. LAC-C -HR1-6)/ Está impressionada com **a idéia de que tudo que ela diz é uma mentira**. K2-676) Ela está impressionada com a idéia que tudo que ela diz não é assim, pensa que tudo que ela diz é uma mentira, como se não houvesse realidade nas coisas que são. AL2-8)/ Está impressionada com a idéia de que tudo que ela diz é uma mentira; parece ser muito difícil falar a verdade, mas **continuamente desconfia das coisas**; quando lendo qualquer coisa ela **rapidamente muda o significado**, omitindo ou acrescentando coisas.

i. *LAC-C -HR1-6)/ Is impressed with idea that all she says is a lie. K2-676) She is impressed with the idea that all she says is not so, thinks everything she says is a lie, as if there is no reality in the things that be. AL2-8)/ Is impressed with the idea that all she says is a lie; it seems to be very difficult to speak the truth, but continually distrusts things; when reading anything she rapidly changes the meaning, omitting or adding things.*

5. SEP -H2-68) Ele pensa o que ele não deseja pensar, usa expressões as quais ele sabe estarem incorretas; ele resolve fazer o que é contra sua intenção, e está assim em **conflito consigo mesmo** e, portanto, numa disposição desagradável, inquieta. A1-96) Pensa em coisas nas quais não quer pensar, usa expressões que sabe incorretas, empreende coisas que são opostas a suas intenções e acha tais contradições consigo mesmo que isso o põe em **desconforto e inquietação**. K2-917) Ela está **pior em companhia** porém **apavora ficar sozinha**; e quando ela está em companhia ela é rancorosa, no meio de seu embotamento da mente ela é rancorosa; ela descarrega/**ventila seu rancor naqueles que ela mais ama**.
   a. SEP -H2-68) He thinks, what he does not wish to think, uses expressions which he himself knows are incorrect; he resolves to do what is against his intention, and is thus in conflict with himself and, therefore, in a disagreeable, restless mood (aft. 24 h.). A1-96) He thinks of things which he does not wish to think of, uses expressions which he knows are incorrect, undertakes those things which are opposed to his intentions, and finds such contradictions with himself that it puts him in a very uncomfortable and uneasy mood (after twenty-four hours), [a1]. K2-917) She is worse in company yet dreads to be alone; and when she is in company she is spiteful, in the midst of her dullness of mind she is spiteful; she vents her spite on those she loves best.
   b. SEP -H2-68) Er denkt Dinge, die er nicht denken will, spricht in Ausdrücken, die er selbst besser weiss, nimmt sich zu thun vor, was wider seine Absicht ist, und befindet sich so mit sich selbst im Widerstreite und daher in sehr unangenehmer, unruhiger Stimmung. (n. 24 St.)

2.4 Notas distintivas

Únicos & Temáticos – Raridade de Expressão Patogenética.

- Sintomas patogenéticos peculiares a determinado medicamento e que muitas vezes são exclusivos. Paulo Rosenbaum os denominou de REP = Raridade de Expressão Patogenética. Quando evidenciados na história na porta do inferno e que o cogumelo lhe ordeclínica por si só podem indicar o medicamento. Exemplos:
  - Agaricus: Ele se imagina na ficar de joelhos e a confessar seus pecados; o que ele faz.
  - Aloe socotrina: Fraternizado com o mundo todo. (*Fraternized with the whole world*).
  - Alumina: Muito impressionável e impulsivo, não pode ver sangue ou faca, pois lhe impressiona e surgem pensamentos suicidas que o amedrontam.
  - Arnica: Sensação de não servir para nada. (*Sensation of being good for nothing*).
  - Aurum: He is dissatisfied with everything; he imagines obstacles everywhere in his way, partly occasioned by adverse fate, partly by himself; this latter makes him morbidly depressed, [f.a1]
  - Carbo animalis: Os objetos da rua parecem mudados, como se a cidade vazia e deserta.
  - Lachesis: Fraca e infeliz, particularmente de manhã, quando ela se sente, ao acordar, sem amigos e abandonada; os mesmos sintomas se ela acorda à noite ... (Melancolia).
  - Lachesis: Dúvidas súbitas surgem por verdades que estava há muito convencida.
  - Platina: Imagina que é deixada por conta própria e permanece sozinha no mundo.
  - Thuya: Ela constantemente anela pelos ofícios da igreja, para banir seus pensamentos pecaminosos de suicídio.

Rhus Toxicodendron – "Synthesis" do Sintoma Único e Temático

- Melancholisch, mißmüthig und ängstlich, als wenn sie ein Unglück erfahren würde, oder als wenn sie einsam und alles todt und stille um sie wäre, oder als wenn sie von einem nahen Freunde Abschied genommen hätte; am schlimmsten in der Stube, durch Gehen in freier Luft gemindert. [f.h1] {rhus.t}
    - Melancholy, sad, and anxious, as if about to hear of a calamity, or as if she were solitary, and all around her were dead and silent; *or as if she had bid farewell to an intimate friend*; worst in the room, diminished by walking in the open air. {rhus.t} [f.h1]
    - *Melancholy, ill-humor, and anxiety, as if a misfortune would happen, or as if she were alone and all about her were dead and still, *or as if she had been forsaken by a near friend*; worse in the house, relieved by walking in the open air, [e.1]. {rhus.t} [f.a1]
- Melancolia, mal humorado e ansioso, como se um infortúnio fosse acontecer, ou como se ele estivesse solitário e tudo estivesse morto e parado, ***ou como se tivesse que se despedir de um amigo próximo***; pior dentro de casa, e aliviado por andar ao ar livre.

Sintoma Único e Temático – Tema palavra – Morto e Parado

- Melancolia, mal humor e ansiedade, como se um **infortúnio** fosse acontecer, ou como se ele estivesse **solitário** e tudo estivesse **morto e parado**, ou como se tivesse que se despedir de um amigo próximo; pior dentro de casa, e aliviado por andar ao ar livre.

Tema Palavra & Tema Associado

- Melancolia, mal humor e ansiedade,
- como se um **infortúnio** fosse acontecer,
    - Tema Palavra = INFORTÚNIO.
- ou como se ele estivesse **solitário** e tudo estivesse **morto e parado**,
    - Tema Palavra = **SOLITÀRIO**.
        - Tema Associado = **Morto e Parado**.
- ou como se tivesse que se despedir de um amigo próximo;
    - Tema Palavra = **DESPEDIR**.
- pior dentro de casa, e aliviado por andar ao ar livre.

Repertório Homeopático Essencial – Aldo Farias Dias

No Repertório Homeopático Essencial estão incluídas as Rubricas Temáticas, como por exemplo, o Tema da Mutilação.

- ✓ **TEMA_conceito_mutilado (mutilated):** ant-c arn asar atro bapt bar-c bell bry calc-i cocc con cot daph halo hep hura jac-c lob m-arct mag-c mag-m mand merc merc-sul mosch nat-c nat-s nicc nit-ac nux-v phyt plat puls pyrog ratt-r scor sep sol-t-ae stram sulph tarent.

Mutilated - MMPURA

· Indifference to cruel lacerations and mutilations witnessed in a dream (aft. 6 h.). {nux.v} [f.h1]

· Horrible dreams of mutilations of men . [f.h2] {ant.c}

· Dreams of bodily mutilation. [f.h2] {con}

· Frightful dreams of mortal danger, misfortune, mutilation, robbers, etc. [Ng.]. [f.h2] {mag.m}

· Horrible dreams about mutilation of men, <e.1>. [f.a1] {ant.c}

· Dreams of physical mutilation, <e.1>. [f.a1] {con}

· Dream about mutilated bodies, corpses with their arms cut off (eighteenth day), <e.4>. [f.a1] {hura}

· Dreams of sick or mutilated people, <e.1>. [f.a1] {nux.v}

· Indifference in a dream of horrible mutilations and lacerations <e.1>. [f.a1] {nux.v}

· ARN: Sleep: -Sleepless and restless when overtired. Comatose drowsiness; awakens with hot head; dreams of death, mutilated bodies, anxious and terrible. Horrors in the night. Involuntary stools during sleep. [f.cl.bo]

· SEP: FAMILY. Delusions; that she is alone in a graveyard; someone calls on waking; sees mutilated bodies.

Repertorio

· Delusions: DEAD, corpse of mutilated (7): ant.c, arn, con, mag.m, merc, nux.v, sep

· DREAMS mutilation (10): androc, ant.c, arn, con, hura, m.arct, mag.c, mag.m, merc, nux.v

· FEAR disfigured: Hep.

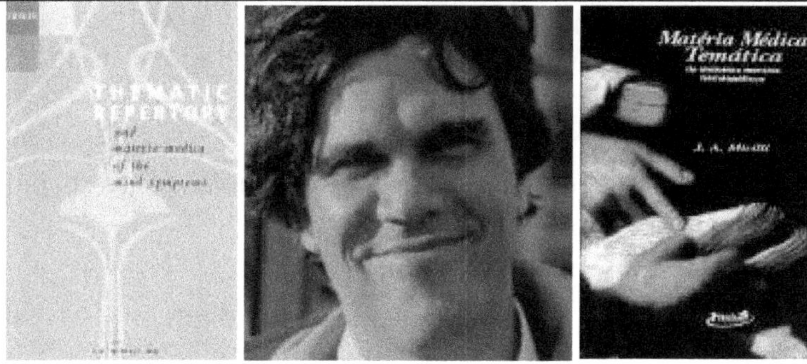

✓ **Tema da Mutilação**:

COT: Al,1-...uma sensação como se não tivesse pé. Sente a cabeça excessivamente leve, como se não existisse cabeça sólida, e ela não pudesse articular palavras por algum tempo, embora tentasse...
HURA Al,709- Agitação noturna; sonhos com crimes, cadáveres, e crianças deitadas com suas cabeças" semi-decepadas" , enquanto que outras sendo decapitadas.
MAG-M: Al,715- Sonha que alguém mutila um lado de sua face; e foi tirada a pele de um cadáver
NAT-C: Al, Sonhos, 1102-...; de se casar com duas mulheres, de festas, caminhadas, diversões e excursões à cavalo, depois ele estava freqüentemente ansioso, de se perder, de assassinatos, de ter sua orelha cortada; sonhos vexatórios; ele iria viajar mas não conseguia sair do lugar, e quando ele alcançava a primeira estação era obrigado a voltar, por algo esquecido.
NAT-C: Al,18- Ansioso, apressado e agitado durante o dia; ele não pode manter seus membros parados, especialmente os braços; sente-se obrigado a esticá-los; parece que eles poderiam ser arrancados do corpo.
PULS: He,46- Desconfiança secreta e comportamento reservado; aparência transtornada; insônia; procura por sua cama no jardim; se esconde num canto para escapar de um homem pequeno e cinza que quer arrancar sua perna;
PYROG: Al,N-5- Sensação como se ela cobrisse toda a cama; sabe que sua cabeça está no travesseiro, mas não sabe onde o restante do corpo está. Temas: dividido, duplo, desintegração
STRAM: Ha,360- Sensação nos braços e pernas como se os membros estivessem completamente separados do corpo.

STRAM: Ha,361- Sensação como se cada porção dos membros estivessem completamente separados das outras partes pelas articulações e não pudessem ser rearticulados e unidos de novo. Temas: desintegração, mutilado
STRAM: Ha,363- Ele sente que suas mãos e pés estão separados na altura das articulações, e está desconsolado a respeito desta sensação.

- ✓ RUBRICA do repertorio: ILUSOES:

*Partes do corpo foram arrancadas: bapt daph.
*Dedos dos pés foram arrancados: mosch
*partes do corpo estao ausentes: cocain cot
*não tem cabeça: asar calc-i cocc cot nit-ac nux-v
*vê cadaver mutilado: ant-c arn con mag-m merc nux-v sep
*cortado ao meio, ele é: stram
*vê soldados cortando-se de cima a baixo: bry
*pernas foram decepadas; bapt bar-c h alo stram tarent
*dedos das maos foram decepados: mosch
*braços foram decepados: bapt
*dilacerado, o corpo está dilacerado: phyt

Repertoire de themes – Guy Loutain

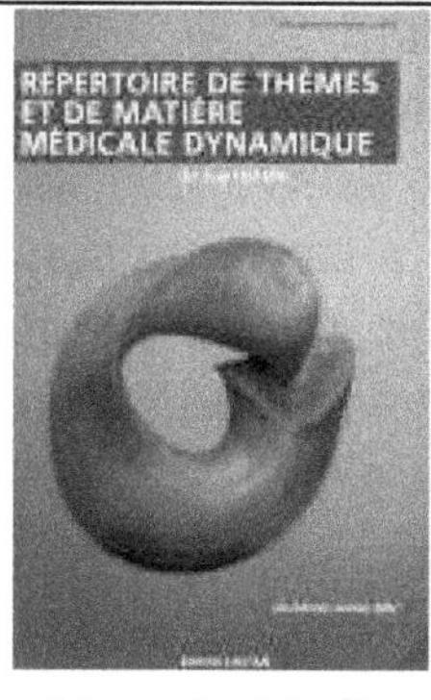

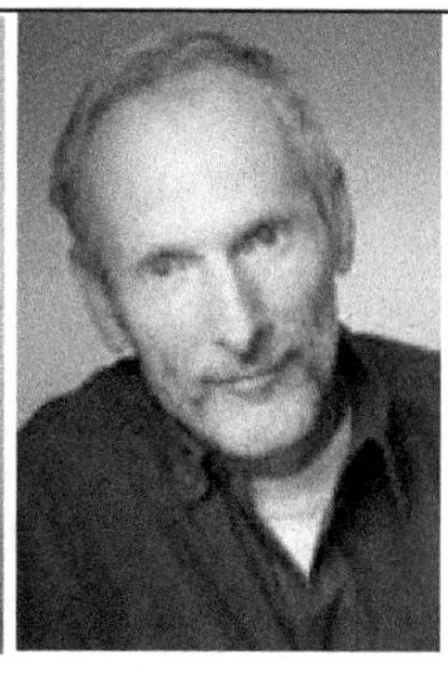

Este repertório apresenta a Materia Medica e os temas que se podem deduzir das patogenesias e dos casos curados segundo uma abordagem miasmática introduzida e apresentado pelo dr Alfonso Masi Elizalde de Buenos Aires nos anos 80.

Henrique Stielfmann. Grupo de Estudos de São Paulo. Metodologia do Estudo da Matéria Médica. 1987.

Estudo dos Temas que surgem nos sintomas patogenéticos e no Discurso do paciente:

Agrupar os sintomas da imaginação em TEMAS-PALAVRAS. Anotar tais temas-palavras com os respectivos sintomas, colocando numa coluna o número de sintomas do tema.

- ARMAR TEMAS RESUMOS dirigidos para os valores transcendentes: Dons Sobrenaturais: Graça, Justiça, Inocência. Dons Preternaturais: Imortalidade, Imunidade, Integridade, Amor e Ciência infusa.; Outros Valores: Dignidade, Segurança, Pureza, Grandeza, Liberdade, Retidão, Beatitude, Proteção etc.

A partir daí tenta-se montar os Núcleos :

1. CULPA: ou melhor, a falta, o" primum movens da enfermidade." O que eu fiz?" " Em que me equivoquei?" " Onde errei?" São sentimentos que o homem tem de que a culpa é dele por estar assim, por ter feito algo errado no passado. Este núcleo é o mais importante, sabendo este, provavelmente teremos uma dinâmica com maior confiabilidade. Como diz Pierre Schimidt:" O salário do pecado é a enfermidade" ; A sycose atual é a repetição da

falta ou pré-sycose, portanto através da sycose podemos chegar à falta.

2. PERDA: o homem preternatural vivia em posse de dons, ao conhecer o bem e o mal, ao conhecer este, perdeu tais dons. A perda é a causa do sofrimento do homem. A culpa é o reverso da persa, tendo uma posso supor a outra. Hahnemann já intuia a perda quando usava nas Moléstias Crônicas a expressão" Lack of ou" Lacking" (Ex: Natrum muriaticum" Lack of independency" que é o que perdeu, assim como em Sepia:" Lacking serenity" deve ser a perda fundamental aliada a" Lack of spirits" . Há um ponto da perda que é praticamente comum a todos os medicamentes, isto é, há um determinado tema da perda que se diversifica: a honra, a grandeza, a proteção, a misericórdia, mas concomitantemente é sempre um ponto vulnerável praticamente para todos os medicamentos, a perda da certeza da imortalidade. O que mais chocou o homem naquele momento foi a ameaça da perda do ser pelo pecado, o deixar de ser. Então vamos ter o núcleo da perda integrado pela perda da certeza da imortalidade em quase todos os medicamentos, mais a parcela de perfeição que ele sente haver perdido com maior intensidade. E o pior de todos os sofrimentos é a perda da certeza de nosso fim último. Não temos certeza da existência de Deus . Esta é a principal perda do ser humano, a raiz da Psora Primária . Como o homem não está orientado para Deus então dirige seus impulsos de conhecer e amar, que só encontram seu repouso no seu fim último - Deus -, a coisas que nunca o satisfazem: a si mesmo, seu meio, o demais, o conhecimento pelo conhecimento mesmo e não como uma forma de chegar a Deus.

3. NOSTALGIA: É a mais difícil de encontrar-se nas patogenesias. É o lamento (a saudade) do homem atual da perda de algum valor que ele sente já ter tido (Ex: Sepia sente que já teve conhecimento). Pode ser referida ao futuro. Pode ser suprida pela consciência de uma recordação, ainda que não tenha a marca melancólica da nostalgia valerá como núcleo da nostalgia desde que seja um conceito de recordação
4. CASTIGO: É a consequência da falta , sentida como um futuro ameaçador. Ex: Sensação de morte iminente, temor da solidão, etc A auto syphilis será a aceitação do castigo:" Sei que não sirvo para nada, portanto é melhor suicidar-me" ." Sou o culpado" . Como tal pecado, tal penitência, podemos supor a culpa a partir do castigo. Ex: Puls, tem como castigo sentir-se abandonada porque provavelmente abandonou alguém.
5. JUSTIFICAÇÃO: O homem não se esquece da figura do demônio, ainda que tenha recordação de sua presença, atribui a responsabilidade (a culpa) a algo ou a outro. Passa a considerar os outros inimigos e passa a ter o desejo de destruí-los, sendo isto a base principal para partir para uma atitude reativa equivocada, seja hábito sycótico (- quando com desejo de dominar e subordinar a seu interesse egoísta -) ou hábito syphilítico (Heterosyphilis).

3: Semiologia miasmática

- Qual a importância da *teoria miasmática* para a prática da homeopatia?

Esperamos responder esta questão revisando os autores clássicos e indicando os elementos que permitam identificar a atividade miasmática - *processos mórbidos subjacentes e determinantes* das inúmeras *entidades clínicas.*

Reconhecer *a causa real da enfermidade* e estabelecer *uma estratégia racional de cura* é a meta de toda a medicina.

Uma tendência dirige-se ao material, orgânico, celular, bioquímico, molecular outra tendência dirige-se ao social, pessoal, mental, espiritual, metafísico. Onde está o ponto de equilíbrio que possa integrar as duas tendências?

Evolução da teoria miasmática

- Citações dos principais autores.

Textos básicos

1. Hahnemann - *Doenças crônicas.* (1822 - 1830).
2. Bönninghausen - *Anamnesis of Sycosis.*
3. Jahr - *A prática da Homeopatia.* (1857).
4. Kent - *Filosofia e Escritos menores* - (1900).
5. Allen - *Psora, Pseudo-psora e Sycosis.* (1900).
6. Ghatak - *Doenças crônicas.* (1920).
7. Roberts - *Princípios de homeopatia.* (1940).
8. Escola Francesa. (19xx).
9. Ortega - *Apuntes sobre los miasmas.* (19xx).
10. Paschero - *Homeopatia.* (19xx).
11. Masi Elizalde - *Conferências e Actas.* (1986).
12. Louis Klein. *Miasms and Nosodes.* (2009).
13. Spectrum of Homeopathy. Miasms. 1828-2010.
14. Rajan Sangaran. *The Schema.* Ed. 2005.

PROCESO SANCHEZ ORTEGA

APUNTES SOBRE

LOS MIASMAS

O ENFERMEDADES CRONICAS

DE HAHNEMANN

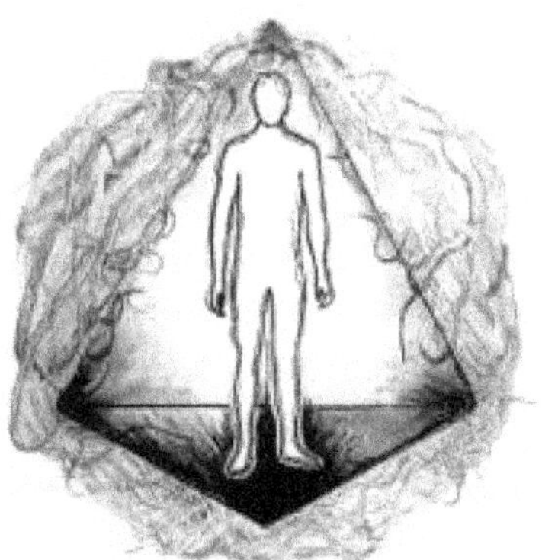

BIBLIOTECA DE HOMEOPATIA DE MEXICO, 1999

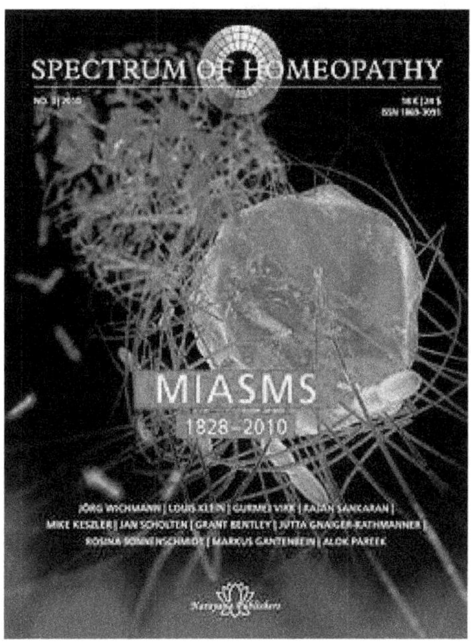

3.1 Hahnemann

Hahnemann - *Doenças crônicas*. Introdução. *Organon*. §5. 72 a 82. 103. 171. 194. 201. 204 a 206. 210. 221 a 223, 232. 241 a 244. 276. 284.
Dudgeon - Lições IX e X. *Lectures on Theory and practice of Homeopathy.*

Hahnemann publica em 1816 um artigo onde relaciona a erupção pruriginosa com a doença interna causadora de muitas outras doenças crônicas como phtisis, asma, edemas, apoplexia, amaurose, paralisia e ocasionalmente morte súbita. (Dudgeon, pg 244).

Os medicamentos selecionados pela *totalidade sintomática do momento* atual mostraram-se ineficazes para promover uma cura permanente. Hahnemann reestuda estes casos e chega à conclusão da existência dos miasmas crônicos. Comunica a teoria da Psora a dois discípulos, Staph e Gross, em 1826 e publica a primeira edição das Doenças Crônicas em 1928. Esta teoria provocou reações diversas no meio homeopático e alopático.

> *Passei doze anos investigando a fonte* deste número incrivelmente alto de afecções crônicas, verificando e coligindo certas provas desta grande verdade que permaneceu desconhecida de todos os observadores, quer os antigos quer os contemporâneos, e descobrindo, ao mesmo tempo, os principais remédios (antipsóricos) que, em conjunto, combatem este monstro de mil cabeças, esta doença em todas as suas formas e estágios. Publiquei minhas observações sobre este assunto no livro intitulado *'As Doenças Crônicas"* 5 vls. 1828, 1830; *antes de ter obtido este conhecimento* eu *só pude ensinar a tratar toda a série de doenças crônicas como males individuais, isolados*, com as substancias medicinais cujos efeitos puros até então haviam sido experimentados em indivíduos sãos, de maneira que cada caso de doença crônica era tratado por meus discípulos de acordo com o grupo de sintomas que apresentava, do mesmo modo que um mal idiopático, *e freqüentemente curava de tal jeito* que humanidade doente se regozijava com extenso tesoura medicinal já coligido pela nova arte de curar, *Muito mais motivo para júbilo há agora que o fim almejado está mais próximo*, portanto *os medicamentos homeopáticos recentemente descobertos e muito mais específicos, para as afecções crônicas resultantes da Psora* (chamados, com propriedade, *remédios antipsóricos*) e as instruções para sua preparação e uso publicados; e dentre eles o verdadeiro médico pode agora escolher de cura, aqueles cujos sintomas medicinais correspondem da maneira semelhante (homeopática) à doença crônica a ser curada; e assim, pelo emprego de remédios (antipsóricos) mais adequados a este miasma, pode ele

> prestar serviço mais essenciais e quase invariavelmente realizar cura completa. Nota do §80 do Organon.

Homeopatia - primeira etapa - apsórica - (1790-1816)

- Em 1790 estava traduzindo a Matéria Médica de Cullen e uma certa exposição no livro despertou-lhe o desejo de experimentar em si mesmo os efeitos da China, fazendo surgir um novo método de experimentação: a experimentação no homem são.
- Hahnemann escreveu uma nota, no segundo volume desta tradução o resultado de sua experiência:" *Tomei, para experimentar, duas vezes por dia, quatro drachmas (1 drachma = 3,24gr.) de pura China. Meus pés, extremidades dos dedos, etc., tornaram-se primeiramente frios; senti-me lânguido e sonolento, enquanto meu coração palpitava; tremia, sem nos acharmos em época de frio; prostração por todo o corpo, em todos os meus membros; pulsações em minha cabeça; vermelhidão de minhas faces; sede e finalmente, todos esses sintomas ordinariamente característicos da febre intermitente apareceram-me uns após os outros, embora sem o peculiar e rigoroso frio. Estes paroxismos apresentavam a duração de três a quatro horas de cada vez, e reapareciam se eu repetia a dose do mesmo modo. Deixei de tomar a China e voltou-me a boa saúde.*" Depois da China estudou o Enxofre, o Mercúrio, a Belladona, a Ipecacuanha...etc. e cada novo experimento era uma confirmação do raciocínio do primeiro.
- Comparou os resultados dos experimentos que fez com cada substância com as curas que ela realizava. Em 1796 publica" *Ensaio sobre um novo princípio para descobrir as virtudes curativas das substâncias medicinais...*" Este trabalho é a origem da Doutrina Hahnemanniana.

- Características da prática de Hahnemann nesta etapa:

1. ***Concepção da Enfermidade:*** divide as enfermidades em ***miasmáticas***, as quais corresponde sempre um mesmo medicamento, pois estas são sempre iguais a si mesmas: (sarampo, catapora, febre amarela...) e por outro lado as enfermidades ***individuais*** ou inéditas. Mais tarde, em 1828,

com a publicação do tratado das doenças crônicas, agrupa esta enfermidades individuais sob o termo de ***Psora***, afirmando que corresponde a 7/8 das enfermidades e esclarece que o tratamento deve ser individualizado.

2. ***Aplicação da Lei dos Semelhantes:*** neste período Hahnemann aplicava a Lei dos semelhantes à totalidade dos sintomas característicos modalizados das entidades clinicas. Tinha uma prática excelente e prescrevia sempre um remédio único individualizado pelos sintomas do quadro clínico atual.
3. ***Patogenesias:*** realizava experimentações com doses ponderais.
4. ***Resultados clínicos:*** Os resultados davam apenas uma aparência de cura...
5. Depois de observar o poder dinâmico dos medicamentos formulou o principio vital, a existência de um *Poder Vital* que rege a vida. Nesta etapa da Homeopatia estão a maioria dos Homeopatas organicistas.

Homeopatia - segunda etapa - psórica - (1816 - 1828 até o final de sua vida)

Citações de:" *Doenças crônicas. Natureza peculiar e sua cura homeopática.*" 2ª ed. 1833.

- Até o presente, a medicina homeopática, fielmente seguida, tem provado sua superioridade natural sobre os métodos alopáticos.
- Dá melhores resultados se a afecção não é muito antiga, não progrediu muito ou se não foi muito alterada pela alopatia.
- A Homeopatia Apsórica dá apenas uma aparência de cura. Observamos a eficácia cada vez menor do tratamento apsórico. Deste modo o médico homeopata não conseguia mais do que retardar a marcha da enfermidade crônica, que se agrava de ano para ano. O começo do tratamento inspirava confiança, sua continuação produzia efeitos mais ou menos favoráveis e seu término destruía toda esperança.
- A doutrina Homeopática estava e estará eternamente apoiada sobre a base imutável da verdade. Onde está a causa dos

resultados menos favoráveis ou desfavoráveis que a Homeopatia obtinha no tratamento das enfermidades crônicas, não venéreas? Hahnemann não se conformava com a alegação de que se dispunha de poucos medicamentos. Qual seria o obstáculo à cura permanente? Isto o conduziu à investigação da natureza das enfermidades crônicas.

- Encontrar a causa que impedia a cura real destas enfermidades pelos medicamentos homeopáticos e chegar a uma compreensão da verdadeira natureza destas milhares de afecções que resistem ao tratamento, apesar da verdade da lei homeopática, foi o sério problema que me ocupei, dia e noite, durante os anos de 1816-1817 . Em 1827 comunicou o resultado de suas pesquisas a 2 de seus discípulos e em 1828 publica a lª edição das" Doenças crônicas" .
- Ponto essencial: em todos os casos de doenças crônicas (não venéreas) o homeopata tem que combater NÃO APENAS A DOENÇA QUE TEM DIANTE DOS OLHOS, mas tem que encontrar algum fragmento de UMA DOENÇA ORIGINAL, mais profundamente estabelecida. Ela se manifesta nos NOVOS SINTOMAS que aparecem de vez em quando. O homeopata tem que conhecer toda a extensão dos acidentes e sintomas pertencentes a esta doença primitiva, antes de esperar encontrar um ou mais medicamentos que cubram o total da doença primitiva, com seus sintomas peculiares.
- A doença original é de NATUREZA MIASMÀTICA, CRÔNICA. Não pode ser removida pela mais robusta constituição, pela mais equilibrada dieta e estilo de vida, nem desaparece por si rnesma. Mas, é agravada de ano para ano, até a morte do indivíduo.
- O obstáculo à cura, freqüentemente, era um caso de erupção pruriginosa (sarna=itch.). O começo de todo o sofrimento subseqüente datava desta época da supressão da erupção.
- Chama esta doença original pelo nome genérico de PSORA (a doença pruriginosa interna com ou sem a correspondente erupção na pele.) Há um período de infecção da Psora. (Mesmo nos primeiros dias de vida) É a origem das doenças

crônicas moderadas ou severas. As manifestações das doenças devem ser tratadas e consideradas como parte integrante de uma mesma e única doença.

- Descreve 3 miasmas crônicos: SYPYLLIS = cancro venéreo. SYCOSIS = *figwart disease* e a PSORA = fundamento subjacente da erupção pruriginosa. A Psora é a mais antiga, mais universal, mais destrutiva e mais mal interpretada doença miasmática crônica que durante milhares de anos tem desfigurado e torturado a humanidade. E se tornou, nos últimos séculos a Mãe de todas as milhares de doenças (agudas) e crônicas (não venéreas).
- Supressão das manifestações externas da Psora: (Como a erupção mais freqüente se tornou a Sarna, fica mais fácil suprimi-la por meios externos). A erupção na pele atuava como substituto da Psora interna. A supressão das manifestações externas gera inúmeros sintomas secundários. Os alopatas suprimem a Psora externalizada e tratam as doenças que se seguem a esta supressão como se fossem novas, agravando ainda mais o estado interno. - os médicos antigos tinham mais consciência sobre esta observação, mas não tinham à sua disposição o poder de cura dos medicamentos homeopáticos. Os casos de manifestações conseqüentes à supressão da Psora externa só serão curados com o retorno da erupção suprimida.
- Todas as doenças miasmáticas que mostram sintomas peculiares localizados na pele, estão sempre presentes como Doenças Internas, no sistema, antes de manifestarem os sintomas locais externamente. (Apenas nas doenças agudas os sintomas locais tendem a desaparecer juntamente com a doença interna.)
- Momentos da atividade miasmática (aguda e crônica): 1º INFECÇÃO, que se dá em um só momento. 2º DESENVOLVIMENTO INTERNO e 3° MANIFESTAÇÃO EXTERNA. Os miasmas crônicos, à diferença dos agudos, permanecem no organismo, se não são curados pela arte homeopática.

- A PSORA fica LATENTE, sem apresentar manifestações secundárias, enquanto persiste a erupção e neste estágio a doença interna é mais fácil de ser curada. Permanece latente por muito tempo quando favorecida por uma constituição robusta e circunstâncias externas favoráveis. Porém causas excitantes ou desencadeantes podem 'acordar a Psora latente" e aparecem SINTOMAS SECUNDÁRIOS modelados pela constituição do indivíduo. Estes sintomas constituem numa exacerbação dos anteriores e pelo aparecimento de novos sintomas que mostram o acordar da Psora. Daí surgem todas as DOENÇAS conhecidas pela patologia e constituem manifestações TERCIÁRIAS da Psora — as entidades clinicas.
- Na segunda parte do livro Hahnemann dá indicações para o tratamento dos três miasmas crônicos e aponta SULPHUR como o rei dos antipsóricos. THUYA e NITRIC ACIDUM para o tratamento da Sycosis e MERCURIUS para o tratamento da Syphillis.
- Regra do tratamento: prescrever UMA DOSE do remédio mais idêntico ao caso e ESPERAR até o término de sua ação benéfica.

- Características da prática de Hahnemann nesta etapa:

1. ***Concepção da enfermidade***: a Psora é a mãe de todas as doenças, não venéreas.
2. ***Aplicação da Lei dos Semelhantes:*** aos sintomas constitucionais e dos miasmas.
3. ***Patogenesias:*** realizava experimentações com doses não ponderais (C30).
4. ***Resultados clínicos:*** os resultados eram melhores e mais duradouros.

Quadro clínico da Psora

- Hahnemann dá uma longa lista de sintomas psóricos na introdução das ***Doenças crônicas.***

Psora Latente

- A característica principal é uma lentificação das funções fisiológicas, centralizadas no sistema assimilativo e digestivo (apetite irregular, distensão abdominal, mau hálito, queda de cabelo, intolerância a alimentos comuns como carne e leite, alterações no ritmo intestinal, parasitoses, hemorróidas), daí surge uma condição geral de congestão que se manifesta em irregularidades da circulação funcionais: (ondas de calor, congestão em várias partes) e anatômicas (varizes, gânglios linfáticos). Todas estas queixas são geralmente agravadas pelo repouso e melhoradas pelo movimento: por esta razão o sono não é reparador. O equilíbrio vital é instável o que determina uma tendência para Alternâncias entres estados opostos (ex. o apetite, agora voraz devido à fraqueza vital, agora está faltando, devido à lentidão dos processos digestivos.) Muitos sintomas mostram uma marcante relação com estímulos externos, aparecendo como reatividade excessiva ao esforço físico ou mental, excitação emocional, erros na dieta, condições ambientais (especialmente frio e umidade). Não há sintomas mentais, exceto durante o sono (desconfortável, assustadiço ou pelo menos sonhos muito vívidos) e poucos sintomas nervosos nas extremidades (dormências, repuxões, câimbras). Além dos sintomas digestivos, se encontram muitos sintomas no sistema respiratório, mas apenas na parte superior (nariz e garganta), aparelho músculo-esquelético (fraqueza; entorses fáceis) e Pele (erupções com as características de prurido, pele malsã etc.). Poucos ou nenhum sintoma em outros sistemas. Não há sintomas lesionais.

- Mentais: Hipersensibilidade e hiperemotividade.; Transtornos por excitação emocional. (cefaléias, odontalgias); Sonhos vívidos; assustadores; ansiosos.
- Sensoriais: Sensação de vazio no estômago.; Câimbras musculares.; Sensação de secura no nariz.; Dores de cabeça e de dente, unilateral, por distúrbios emocionais moderados.; Dores cortantes no abdômen, diárias, piores pela manhã (sobretudo em crianças).; Dores articulares.; Prurido anal.
- Cabeça: transpiração, à noite, dormindo; cabelos secos; queda de cabelo; películas (Pityriasis capitis).
- Olhos: inflamações repetidas;

- Nariz: Epistaxe; resfriados constantes com obstrução nasal; coriza fluente de repetição; catarro nasal frequente, persistente; rinite crônica; irritação crônica das bordas do nariz.
- Face: palidez; ondas de calor e vermelhidão; pele seca e rugosa; lábios rachados.
- Boca: mau hálito, pior pela manhã e antes da menstruação; gosto azedo, ácido; língua branca; língua fissurada. Dores de dente por emoções; dores de dente no tempo úmido; -por esforços musculares.
- Garganta: amigdalites de repetição; rino-faringite catarral; muco persistente na garganta.
- Pescoço: adenopatia cervical; sub-maxilar.
- Estômago: aversão ao leite; aversão a comida cozida, quente, especialmente carne; alternância de falta de apetite com fome insaciável; náuseas matinais; vazio no estômago.
- Abdômen: meteorismo freqüente; descargas mucosas anais;constipação com fezes duras; fezes marrons com mucosidades; (em poucos casos, fezes moles, diarréicas, fermentadas); hemorróidas; -sangrantes ao defecar; prurido ano-retal; tendência a verminoses.
- Urina: urina amarela escura.
- Genital feminino: Distúrbios menstruais diversos; menstruação irregular em quantidade e qualidade; menstruação abundante; escassa; atrasada; prolongada etc.
- Laringe: Rouquidão freqüente; inflamação freqüente.
- Pulmões: Opressão; Crises dispnéicas;
- Extremidades: dores articulares; lombares; nuca etc.; câimbras; subsultus (twitchings); rachaduras nas mãos; pés frios e secos; transpiração fétida dos pés;
- Sono: não reparador; com sonhos agitados; sobressaltos musculares dormindo; fraqueza ao acordar.
- Transpiração: copiosas durante o dia, ao menor movimento; pela manhã no leito; ou anidrose.

- Pele: malsã; supuração fácil pela menor lesão; predisposição a furunculose e panarício; erisipelas recidivantes; pele seca e rugosa nas extremidades; dermatoses furfuráceas; - vesiculosas; vesículas isoladas com prurido insuportável; Dores localizadas.
- Gerais: agravação noturna da maioria dos sintomas; agravações pelas mudanças de tempo; tendência a resfriar-se; conseqüências de resfriados que evoluem para a cronicidade; contrações musculares indolores; transtornos pelo menor esforço; fadiga de manhã ao acordar; escrofulose.
- Lesionais: hemorróidas; varizes dos membros inferiores; rachaduras; erupções; frieiras.
- Modalidades: manhã agg; Noite agg; Menstruação, antes da; tempo úmido; vento este e oeste.
- Concomitantes: ondas de calor e vermelhidão na face, frequentemente com ansiedade.; Sintomas diversos durante a menstruação.

Sintomas da Psora secundária — manifesta.

- O quadro geral não muda, mas há um agravamento dos sintomas, e são frequentemente acompanhados de uma reação geral do organismo como um todo (ex. cefaléias). Existe uma relação menos óbvia com fatores externos e os sintomas frequentemente recidivam espontaneamente de vez em quando (periodicidade). A liberdade para viver uma vida normal e satisfatória é reduzida. Durante a fase de Psora latente há apenas uma disfunção hepática, agora todas as glândulas podem estar envolvidas, com uma tendência para inchação e endurecimento (fígado, pâncreas, rins, sexuais, mamárias).
- O prejuízo das funções fisiológicas dá lugar a eliminações patológicas (cálculos renais, artrites). Os sintomas respiratórios descem para os pulmões. Os sintomas nervosos se movem da periferia para o centro, tanto nos sentidos (distúrbios na visão, gosto, olfato, tato, tanto de exaltação como de depressão) como motores (fraqueza, tremores, epilepsia etc.) Aparecem sintomas mentais, cujos *keynotes* são: Ansiedade (algumas vezes agravada por algum sintoma físico e usualmente acompanhada de inquietação) e Medo; uma excessiva sensibilidade para todas as

Remédios anti-psóricos

Originários da Matéria Médica Pura.

- Arsenicum; Aurum; Calcarea acetica; Calcarea carbonica; Carbo animalis; Carbo vegetabilis; Colocynthis; Conium; Digitalis; Dulcamara; Guaiacum; Hepar sulphur ; Manganum; Muriatic acidum; Phosphoric acid ; Sarsaparilla; Stannum ; Sulphur.

Introduzidos nas *Doenças Crônicas*.

- Agaricus; Alumina; Ammonium carbonicum,; Ammonium muriaticum; Anacardium; Antimonium crudum; Aurum muriaticum; Baryta carbonica; Borax; Causticum; Clematis; Cuprum; Euphorbium; Graphites; Iodium; Kali carbonicum; Lycopodium; Magnesia carbonica; Magnesia muriatica; Mezereum; Natrum carbonicum; Natrum muriaticum; Nitrate of potash; Nitri acidum; Petroleum; Phosphorus; Platina; Sepia; Silicea; Sulphuric acidum; Zincum.

Evolução natural da Psora — Hahnemann.
1. Psora - **Infecção interna** O - §§80-81, 7-12, 9,15. DC Prefácio.
↓
2. **Sintoma local primário** O - §§185 a 189, 201.
Desaparecimento do sintoma localizado espontâneamente ou por tratamento local:O §202 DC §40, 41, 102. ↓ ↓ a. Psora latente. b. Sintomas secundários persistentes. O §§194, 195. DC §4. ↓
3. Psora Latente DC - Lista dos sintomas da Psora Latente. ↓ **Suscetibilidade** O §§31 e 206a.
↓ ↑ ↓ Causas excitantes (etiologia) O - §§73 e 93. DC - 96, 97, 41n. ↓ Doenças Agudas ← **Remédio agudo**. O §§73 e 150. ↓ a. Retorno à latência ou b. Sintomas secundários persistentes. ← **Remédio crônico**. DC §203. ↓
4. Psora manifesta — desenvolvida, secundária. DC - Lista dos sintomas da Psora secundária. Obs.: a partir deste ponto o retorno à latência é impossível. ↓
5. **Doenças crônicas** — Psora terciária. O - §§78 e 72. 75 a 77.
O = Organon. CD = Chronic diseases.

3.2 Bönninghausen

♦ *Anamnesis of Sycosis*. Lesser Writings. Pg. 148.

Citações

* A teoria dos três miasmas, tão ridicularizada e desprezada, nada mais é do que a conseqüência da *aplicação da doutrina da anamnese às doenças crônicas*, como está plenamente estabelecida nos §5 e 206 do Organon:

- §5 Como auxilio da cura servem ao médico os dados detalhados da *causa mais provável (der* ***wahrscheinlisten Veranlassung****)* da doença aguda, bem como os *momentos mais significativos na história inteira da doença crônica*, para encontrar a sua *causa fundamental (****Grundursache****)*, na maioria dos casos devida a um miasma crônico, no que se devem considerar a constituição física visível do paciente (especialmente do paciente crônico), seu caráter normal e intelectual, suas ocupações, seu modo de vida e hábitos, suas condições sociais e domésticas, sua idade e função sexual etc..
- §206 *Antes de iniciar o tratamento de moléstia crônica*, é necessário investigar com o maior cuidado (*) se o paciente teve alguma infecção venérea (ou infecção com gonorréia condilomatosa); pois então o tratamento deve ser orientado apenas em sua direção, quando somente os sinais de sífilis (ou da moléstia condilomatosa, que é mais rara) acham-se presentes, mas esta moléstia, hoje em dia, é muito raramente, encontrada em separado. Se tal infecção tiver ocorrido antes, isso deve também ser tomado em consideração no tratamento dos casos em que a Psora está presente, porque então esta última moléstia acha-se complicada com a primeira, como sempre ocorre quando os sintomas não são puros, pois quando o médico crê que se depara com um caso de antiga moléstia venérea, sempre, ou quase sempre, ele tem que tratar uma afecção sifilítica, acompanhada, geralmente (complicada) com Psora, pois a *discrasia interna da sarna (a Psora) é a mais freqüente causa fundamental de doenças crônicas.* Em certos casos, ambos

os miasmas podem, também, se complicar com sicose em organismos cronicamente afetados, ou, como ocorre *com maior freqüência, é a Psora a única causa fundamental de todas as outras doenças crônicas* (sejam quais forem os nomes que se lhes dêem), que, além disso, acham-se tão freqüentemente combinadas, aumentadas e desfiguradas de modo terrível, pela imperícia alopática.

- (*) Em investigações desta natureza, *não devemos deixar nos enganar pelo que dizem os pacientes ou os seus familiares,* que *freqüentemente atribuem a causa de males crônicos, mesmo os mais graves, a um resfriado (por haverem se molhado, bebido água fria com o corpo quente) há alguns anos atrás, ou a um susto, luxação ou vexação (às vezes mesmo a feitiços)* etc. Essas causas são por demais insignificantes para desenvolver uma moléstia crônica em um corpo são, de forma a mantê-la durante anos, e a agravá-la de ano para ano, como sucede com todas as doenças crônicas resultantes da Psora em grau desenvolvido. Causas de caráter muito mais importante que estas influências nocivas mencionadas acima, encontram a sua raiz no início e avanço de uma doença séria de longa duração; *as causas indicadas só poderiam despertar o miasma crônico latente.*

♦ Não quero negar que não possa haver outro ou outros miasma além dos 3 descritos. ...As investigações de Wolf alargaram o domínio da Sycosis, e explicam porque muitos tratamentos falharam por não levar em consideração uma verdadeira anamnese, por falta de conhecimento. Agora a identidade da varíola com a Sycosis parece estar suficientemente provada e as conseqüências da vacinação não deixa dúvidas que muitos sintomas atribuídos à Psora sejam pertencentes à Sycosis. ...Há necessidade de elaborar uma lista de sintomas distintivos de cada miasma.

- Tenho usado Thuja, com certa freqüência e confirmei seu efeito curativo (quase) específico em casos de varíola, diabetes, em aftas malignas em crianças, etc.,
- Neste trabalho, primeiro comparei os principais remédios dos 3 miasmas (*Sulphur, Mercurius e Thuja*), e omiti tudo o que os dois primeiros têm em comum com o outro. Esta comparação demonstrou que muitos dos remédios que Hahnemann considerou como antipsórico pode muito bem ser considerado também como antisicótico.

Sintomas especiais de Thuja

- Idéia fixa, que um estranho está ao seu lado. (*Anac.*)
- Idéia fixa, que o corpo e espírito estão separados um do outro. (*Anac*).
- Idéia fixa, que o corpo e especialmente os membros são de vidro e facilmente quebráveis. (*?*)
- Vertigem ao fechar os olhos. (*Apis, lach.*)
- Adormecimento e sensação de vazio, apenas no topo da cabeça e vertex. (?)
- Dor no vertex como se uma unha estivesse enfiando nela. (*Hell, staph.*)
- Verrugas no nariz (*Caust.*)
- Erupções na face que deixam manchas azuis depois. (*Ferr., lach*).
- Zoster. (*Graph., rhus-t*).
- Urina espumosa (*Kali-c., lach., lyc.*)
- Aborto no terceiro mês. (*Apis., sabin., sec.*)
- Catarro corrente ao ar livre e obstrução nasal no quarto. (*iod., plat., puls.*)
- Dispnéia por acúmulo de muco nas vias aéreas. (*Sel.*)
- Verrugas nas mãos. (*Lach., nit-ac., rhus-t.*)
- Varicela (*Ant-c., ant-t., carb-v., puls., sep.*) ...etc.

Analisando a série de sintomas de Thuja (e da pura sycosis?), observamos uma maior ou menor concordância com os seguintes medicamentos:

- *Anac., ant-c., apis., ars., bar-c., bell., calc., carb-an., carb-v., caust., chin., euphr., ferr., graph., hep., iod., kali-c., lach., lyc., mez., nit-ac., ph-ac., phos., plat., plb., puls., rhus-t., sabad., sel., sep., spig., staph.*

A experiência tem demonstrado que estes medicamentos são úteis no tratamento da sycosis. É impossível erradicar todo o miasma sicótico apenas com *Thuja*, assim como não é possível eliminar a Psora apenas com *Sulphur* e a Syphillis apenas com *Mercurius*. Muito menos quando há complicações de mais de um miasma. A situação é píor quando o caso já foi tratado com muitos remédios, sem sucesso. §75.

3.3 Jahr

Jahr - Capítulo II - *Dos teoremas patológicos do Organon*. A prática da Homeopatia.

Citações

- Quanto à *teoria da psora*:" nunca uma nova teoria fez tanta sensação quanto esta, desde o momento de sua aparição. Ela se tornou, para uns, o obstáculo que quase lhes fez romper com seu autor e jogar longe toda a sua doutrina, juntamente com a Homeopatia, e, para outros, a pedra angular sobre a qual estava assentada ou deveria estar assentada toda a Homeopatia. Quanto a nós mesmos, somos obrigados a confessar que, mantendo o meio justo entre essas duas partes, não pudemos nem aceitar incondicionalmente, nem rejeitar de uma forma absoluta, tudo o que Hahnemann ensinou a respeito destas doenças. No que diz respeito à suas afirmações em relação às conseqüências da propagação do *cancro* e das *enfermidades sifilíticas*, os fatos, infelizmente, são excessivamente numerosos para que tenhamos necessidade de fornecer novas provas: a caquexia sifilítica é um fato adquirido à patologia. Quanto à *sicose*, não ousamos afirmar nem duvidar da existência desta enfermidade como afecção *sui generis*. A única coisa que poderíamos dizer é que jamais vimos uma caquexia ou uma diátese que pudessem ser atribuídas, sem se arriscar a se contradizer, à propagação ou à destruição exterior dos condilomas nem sua destruição exterior e que nenhum colega nos apresentou, para esta afirmação, provas irrefutáveis. ... Porém, em relação à *sarna*, não podemos afirmar o mesmo. Em conseqüência do alastramento desta, temos, efetivamente, seja pouco tempo ou vários anos após, observado manifestações tardias muito pertinazes e mais ou menos graves. Por este motivo, subscrevemos tudo o que Hahnemann disse a respeito desta doença, sobre o perigo que existia em tratar ou em propagar estes tipos de erupções com a ajuda de meios exteriores e sobre as diversas enfermidades crônicas que poderiam resultar dessas propagações. (§21 pg. 57)

- ...mesmo que a *teoria da psora* seja verdadeira para alguns casos de enfermidades crônicas que se apresentam na prática, *a extensão geral* que seu autor parece ter-lhe dado para todas as enfermidades crônicas, sem exceção, nos parece, pelo menos neste momento, um fato que *ainda tem necessidade de ser provado* de uma forma mais irrecusável do que foi feito até o momento, para ser admitido como verdade absoluta. (§21 pg. 57).
- ...As *regras práticas* que Hahnemann estabeleceu para *o tratamento das enfermidades crônicas* são, então, absolutamente as mesmas que seriam estabelecidas, se a sarna não representasse aí é nenhum papel e a única teoria possível a esse respeito a esse respeito é a de *sua dependência em relação a uma diátese desconhecida, contra cujas manifestações os medicamentos mais eficazes seriam aqueles cujos efeitos responderiam exatamente ao conjunto das diversas manifestações desta diátese geral.* Foi assim, então, que Hahnemann constantemente agiu na prática e é assim que agem, ainda hoje, todos os seus discípulos que se atêm, não às *palavras*, mas ao *espírito de sua teoria*. Para esses, as verdades práticas que contêm esta teoria são principalmente as seguintes:

1. Todas as enfermidades crônicas repousam sobre uma *diátese mórbida geral*, da qual elas são meras manifestações e sem cuja destruição é impossível obter curas radicais;
2. em um grande número de casos, esta diátese, se não é de natureza sifilítica, tem sua origem em uma doença de pele (impigem, tinha ou outra erupção crônica), repercutida ou mal curada, ou ainda em vício psórico, na acepção mais vasta da palavra;
3. mas seja qual for a origem desta diátese, vício psórico ou qualquer outra causa ainda desconhecida, não se pode esperar *a cura radical* destas enfermidades, a não ser com a ajuda de medicamentos cujos efeitos patogenéticos correspondam, o mais extensamente possível, aos sintomas que caracterizam as manifestações destas diáteses crônicas. (§23 pg. 62).

3.4 Kent

Lições XVIII a XXI" Filosofia". — Psora.
Natrum sulphuricim and sycosis - Matéria Médica.

Citações

- Um dos pontos não bem esclarecidos na obra de Hahnemann é sobre *a origem da Psora*. A pesquisa de Hahnemann demonstra que o processo do adoecer no ser humano segue um padrão lógico agrupados sobre o nome genérico de Psora, mas ele não vai além dos fatos da realidade clínica.
- Kent inicia sua exposição a partir da origem da Psora e lhe dá uma base filosófica, espiritual, identificando *um estado anterior da raça humana, onde prevalecia a ordem* e *a partir da ruptura desta ordem (Pré-Psora) surge a suscetibilidade para a Psora*. Se a Psora não tivesse sido estabelecida como miasma na raça humana, os outros 2 miasmas crônicos não teriam sido possíveis e a suscetibilidade para as doenças agudas também não teria sido possível. A Psora é o começo de todas as doenças orgânicas. A *causa subjacente* e é a desordem primitiva ou primária da raça humana.
- A suscetibilidade para adquirir a Psora nos coloca diante de questões muito abrangentes para serem estudadas apenas na faculdade de Medicina. É também muito extensa, vai até o erro primitivo (pecado original) da raça humana, a própria primeira doença da raça, que é *a doença espiritual*, da qual progrediu deste primeiro estágio para o que podemos chamar de a verdadeira suscetibilidade para a Psora que, por sua vez determinou o fundamento para as outras doenças.
- *A Psora é o miasma básico ocasionado pelo desacordo entre a Vontade e o Entendimento*. Este desacordo não é a Psora em si, é a origem da Psora. Portanto não é parte da doença e nosso tratamento não supõe curar este desacordo interno, mas devolver a liberdade ao nosso organismo para cumprir os altos fins da existência.
- Chave para o conhecimento dos dois miasmas que não estão descritos detalhadamente em Hahnemann: recolher os sintomas

dos casos sicóticos ou sifilíticos para dar uma imagem destes miasmas, como Hahnemann fez para a Psora. Existem duas maneiras de conhecer os remédios anti-sicóticos e anti-sifilíticos:

1. Estudar as patogenesias similares a estes dois miasmas ou;
2. estudar os medicamentos que curaram estes miasmas.

♦ Obs: Há uma certa confusão entre o conceito de miasma e entidade clínica na obra de Hahnemann e de certa forma continuada em Kent e Roberts — ...são fundamentalmente infecções de uma natureza especial. Por outro lado Kent e Roberts consideram os miasmas venéreos também como afecções primariamente no plano dinâmico que podem ser adquiridos ou herdados. Estes 2 autores descreveram melhor os miasmas venéreos. Kent ampliou a lista dos sintomas sicóticos e siflíticos, muito além da lista de Hahnemann. Roberts dá um passo a frente considerando a Sicose e a Sífilis como um estágio lesional do desenvolvimento da Psora. Hipertrofia — Sicose e destrutividade — Sífilis.

3.5 Allen, J. Henry

Chronic miasms - Psora, Pseudo-Psora, Sycosis.

Citações

- " É necessário conhecer algo sobre os miasmas para tratar com sucesso os inúmeros casos de doenças crônicas que encontramos na prática diária? Não é suficiente levar em consideração apenas a totalidade dos sintomas, que representa toda a enfermidade?" " Para mim é necessário conhecer o que está por trás deste agrupamento da totalidade. Se você não conhece isto, você está prescrevendo no escuro. Não poderá acompanhar a evolução do processo curativo. Claro que a doença atual poderá ajudá-lo, em certo grau, mas você não terá segurança a menos que você conheça o distúrbio básico subjacente da perturbação vital" . Para Allen, o miasma é como um parasita energético que se fixa em nossa energia vital.
- " As prescrições baseadas nos sintomas característicos dão resultados formidáveis quando um único miasma está por trás dos fenômenos" ." Quando mistura de miasmas está presente, não obtemos estas curas brilhantes, e é nesses casos que é tão necessário entender a ordem de sua evolução. Esta evolução está bem descrita no §38 (quando a doença atual é removida, a anterior reaparece...) Desta maneira agem os miasmas crônicos" ." Muitos sabem selecionar o remédio, mas não entendem o retrocesso de cada miasma, quer seja Syphillis, Psora ou Sycosis, portanto não sabem o que esperar da ação de cada medicamento" ." Nas" *doenças crônicas*" Hahnemann descreve o caráter e natureza dos miasmas crônicos Syphillis, Psora e Sycosis, sua evolução, seu trabalho interno e as leis que governam sua ação" .
- " Ao selecionar o medicamento devemos agrupar os sintomas por seu valor, dando preferência aos que aparecem por último, pois representam os sintomas do miasma ativo e classificar os restantes como pertencentes aos miasmas latentes. A ordem de aparecimento, seu valor e sua latência ou atividade devem ser levadas em conta na seleção" ." A

incapacidade de reconhecer a idiossincrasia subjacente ou miasma crônico, pode ser fatal para o paciente, mesmo no tratamento das doenças crônicas; é uma das dificuldades da arte terapêutica" .

- " Quando o primeiro remédio cessa de agir, outro deve ser selecionado pelo grupo de sintomas do miasma subjacente e a cura se torna completa" ." Quando o medicamento produz novos sintomas que não pertencem à esfera da enfermidade que estamos tratando, deve ser considerado como não apropriado para efetuar a cura deste caso" . §249." Se não conhecemos a natureza e movimentos de cada um dos miasmas crônicos, não sabemos distinguir, na evolução do caso, os sintomas que indicam um processo curativo, uma agravação miasmática ou sintomas novos patogenéticos. Nos perdemos no labirinto dos sintomas" .
- " Nem todos os medicamentos atingem a camada miasmática e é por isto que Hahnemann chamava de anti-psóricos, anti-sicóticos ou anti-sifilíticos os medicamentos que tinham esta capacidade" . §§251- 252." Existe um agrupamento terapêutico dos medicamentos em: superficiais, que são apenas paliativos e os de ação profunda, que são curativos; ambos são necessários ao tratamento. Os primeiros podem ser repetidos frequentemente com bons resultados, mas a repetição dos medicamentos de ação profunda pode ser danoso e estragar a evolução do caso" .
- " O médico experiente na prescrição miasmática percebe além das espumas da superfície e mergulha profundamente no caso clínico, procurando a" *prima causa morbi*" , e aplica um medicamento de relação mais profunda com a perturbação da força vital" .

3.6 Ghatak

Enfermidades crônicas: causa e cura. Ghatak.

Citações

- A causa real da enfermidade é a Psora, condição do sistema que precede a erupção pruriginosa (sarna). Portanto, a Psora está em primeiro e em seguida a sarna. Ë *um erro identificar a sarna com a Psora.*
- *O que é a Psora*? É apenas uma condição do sistema que o capacita a desenvolver enfermidades. E *como o homem adquiriu* esta condição? Enquanto o homem viveu estritamente com as leis de Deus, enquanto pensava, sentia e queria conforme o plano divino, não enfermava. Quando se permitiu a ter falsos pensamentos, falsos desejos e falsas projeções em relação ao próximo, violando as leis e abusando do dom peculiar do livre arbítrio, houve uma *desordem na mente.* E foi esta desordem que chegou gradualmente a refletir-se no corpo físico, e esta foi o primeiro aparecimento da Psora. Ë por esta desordem (primeiro na mente e logo refletido em seu corpo físico) que *o homem adquiriu a suscetibilidade a enfermar-se.*
- Esta desordem foi primeiro do pensamento. Em seguida veio a desordem da ação. As más ações ocasionaram o surgimento dos outros miasmas Sicose e Sífilis. Mas estes dois miasmas só atingem o homem se este está Psórico anteriormente. (Cap. II. A causa ...).
- A homeopatia trata *a condição do paciente* e não *a enfermidade em particular.* Isto é tudo. O que hoje é diagnosticado como enfermidade é apenas o efeito e não a enfermidade real. Por uma enfermidade em particular, *o homem todo está enfermo* e não apenas uma parte de seu corpo..
- Mas *quem está enfermo*? Ele está enfermo em seu interior, em sua mente. Na mente está o começo da enfermidade e também de sua cura. O *tratamento do paciente significa tratar sua mente,* porque a mente e não o corpo é o paciente. Para curar o paciente, você deve, estudar e compreender: 1) *o paciente,*

a personalidade do homem enfermo e não a enfermidade, que é apenas uma expressão da personalidade e não é portanto identificado com ele. 2) *a totalidade dos sintomas* e não o nome da enfermidade, que é apenas uma convenção técnica.

- Os miasmas se deixam conhecer pelas *características de seus sintomas*:
  - *Psora:* A psora apresenta duas grandes características: 1) *Sensibilidade*: a Psora é supersensível. Pelo menor estímulo há reação. O poder de sentir sensação é superior na Psora. 2) *A falta de degeneração estrutural.* Os sintomas psóricos são funcionais. Quando há lesões significa a atividade dos outros miasmas. Há duas condições para as alterações estruturais: a) *Tempo* e b) *Sicose ou Sífilis ou ambos.*
  - *Sycosis:* a sicose é mais perigosa e insidiosa. Apresenta uma *peculiar tendência a fazer de tudo um segredo*. Está ansioso para ocultar seus pensamentos dos demais, que não saibam seu segredo. Desta forma é *desconfiado*. Suspeita que os outros não são francos com ele. Tendência a *ruminar* sobre as coisas. Se está doente, ficará pensando nisto. Se fez algo, pensará constantemente nisto. Sempre inclinado ao *vício, dano e delito*. Está privada do sentido moral, de todo amor e afeto para os demais. Torna o homem *vil e egoísta*. Todos os vícios individuais da terra, os ladrões e assassinos são o produto da sicose. A *memória fica fraca*, principalmente para nomes e datas. Em suma, *a mentalidade da sicose é desconfiada, malvada, vil, egoísta e esquecida*. O sicótico é também extremamente *irritado, mal-humorado* e *agrava antes de chuva* ou tormenta. É *incapaz de expressar seus pensamentos*, falando ou escrevendo. Na psora ocorre o contrário. Na Psora há fluxo de idéias. No delírio a Psora fala de mil coisas, enquanto a Sicose fica repetindo as mesmas coisas. Na sicose há *pobreza de pensamento e linguagem*. Na *esfera corporal* ocorrem todo tipo de crescimentos tumorais, crescimento de condilomas. Hemorróidas. Inflamações testiculares; hidrocele; orquites; reumatismos; catarros; anemia; emagrecimento; todas as alterações urinárias; todas as

alterações uterinas e ovarianas. Diabetes; Problemas dentários nas crianças; transpiração na cabeça; diarréia infantil. Tendência a urinar frequentemente; quando aproxima-se uma tormenta ou chuva. É um barômetro vivo.

- *Syphillis:* Destrói a capacidade mental tornando *a mente lenta e imbecil*. As *manifestações mais importantes são*: abscessos e furúnculos malignos, suores fétidos, língua grossa com uma camada branca e impressão dos dentes. Hálito fétido com a transpiração. A *transpiração não alivia*, e sim agrava os sintomas. Há dores ósseas que agravam à noite. *Agravação à noite e pelo calor da cama*. As alterações da pele não apresentam prurido. Intolerância a ambos *extremos de temperatura*. A sensibilidade ao frio da Sífilis distingue-se do Psora pela falta de ansiedade e da Sicose pela ausência da agravação característica durante a chuva e as tormentas. A síflis é mais *débil em sensações* que os demais miasmas. Há sempre *alterações lesionais* nos órgãos internos. Úlceras, degenerações leprosas etc. *A noite* é o pior momento para o sifilítico, principalmente quando está na cama, onde agravam todos os seus sintomas. Pensa em suicídio e nas formas de cometer. Aversão à carne e *desejo de bebidas e comidas frias*.

- A psora pode existir sozinha e independente em um determinado sistema, sem que ocorram os outros dois miasmas. Mas a Sífilis e a Sicose jamais podem existir sem a existência prévia da Psora. Pois a Psora é conseqüência do pensamento perverso e a Sicose e Sífilis da ação perversa.
- As bases das *complicações da enfermidade* encontram-se na *supressão* das manifestações da enfermidade e na *combinação dos miasmas*.
- Os *medicamentos* necessários para o *tratamento dos casos crônicos* são todos de ação mais ou menos profunda. Nem todos têm a mesma rapidez de ação e nem todos são capazes de atuar no mesmo plano. Uns tem ação profunda, mas esgotam sua ação rapidamente (am-c., mag-p., coloc., etc). Outros tem ação menos profunda, mas de ação mais duradoura (stann, staph, kreos.). Alguns podem alterar o

organismo com uma só dose, por muito tempo (Lach., Crotalus etc.)

Reconhecimento dos miasmas crônicos

Quando nós temos um conhecimento dos sintomas gerais das manifestações de uma enfermidade, torna-se mais fácil tratar de cada caso particular. Só temos que encontrar os sintomas próprios do caso e estabelecer o tratamento. Nas enfermidades agudas estudamos os sintomas gerais dos pacientes. Nos casos dos miasmas crônicos podemos estudar os sintomas dos medicamentos de ação antimiasmática.

Lista dos Medicamentos Miasmáticos – Ghatak.

Remédio	Psora	Sicose	Sífilis	Remédio	Psora	Sicose	Sífilis
Abrot.	X	-	-	Con.	xx	-	-
Acet-ac.	X	-	-	Crot-h.	xx	-	-
Agar.	X	-	-	Crot-t.	x	-	-
Aloe	X	-	-	Cupr.	x	-	-
Alum	xx	-	-	Dig.	x	-	-
Ambr	X	-	-	Dulc.	x	X	-
Ant-c.	X	-	-	Ferr.	x	-	-
Apis	xx	-	-	Ferr-p.	x	-	-
Arg-met.	X	x	-	Fl-ac.	xx	X	x
Arg-n.	X	x	-	Graph.	xx	-	-
Ars.	xxx	xxx	x	Hep.	xxx	-	xxx
Ars-i.	xxx	xxx	x	Iod.	xxx	Xxx	-
Aur.	xx	-	xx	Kali-bi.	xx	Xx	xx
Aur-m.	xx	-	xx	Kali-c.	xx	Xx	xx
Bar-c.	xx	-	-	Kali-i.	xx	Xx	xx
Bell.	X	-	-	Kali-p.	x	-	-
Benz-ac.	X	x	-	Kali-s.	x	-	-
Berb.	X	x	-	Lac-c.	xx	-	-
Bor	X	-	-	Lach.	xxx	-	xxx
Bufo	xx	-	-	Led.	xx	-	-
Calc.	xx	-	-	Lyc.	xx	Xx	xx
Calc-ar.	xx	xx	xx	Mag-c.	x	X	-
Calc-p.	xx	-	-	Mag-m.	x	X	-
Carb-an.	xx	-	-	Mag-p.	-	X	-
Caps.	xx	-	-	Mang.	x	-	-
Caust.	-	xx	-	Merc.	-	-	xx
Cist.	X	-	-	Mez.	x	Xxx	-
Clem.	X	x	-	Mur-ac.	x	X	-
Coc-c.	X	-	-	Nat-ar.	xx	Xx	-
Colch.	-	x	-	Nat-c.	xx	Xx	-

*

Remédio	Psora	Sycosis	Sífilis	Remédio			Sífilis
Nat-m.	xxx	xxx	-				
Nat-s.	xx	xx	-				
Nit-ac.	xx	xx	xx				
Petr.	X	-	-				
Phos.	xx	xx	-				
Ph-ac.	X	x	-				
Phyt.	-	-	x				
Plat.	X	-	-				
Plb.	X	-	-				
Psor.	xxx	xxx	-				
Pyrog.	xx	xxx					
Sars.	X	x	x				
Sec.	X	-	-				

Sel.	xx	-	-				
Sep.	xxx	xxx	-				
Sil.	xxx	xxx	-				
Stann.	X	-	-				
Staph.	xx	xx	xx				
Sulph.	xxx	-	-				
Sul-ac.	X	-	-				
Syph.	-	-	xx				
Tarent.	xx	-	-				
Ther.	X	-	-				
Thuya.	-	xx	-				
Tub.	Xxx	xxx	xxx				
Zinc.	Xx	-	-				

- Gathak não incluiu os seguintes anti-psóricos: *Coloc., guaj., am-c., am-c., anac., euph., kali-n.*

Exemplo de tratamento de caso crônico - Ghatak, Doenças crônicas... - MMM - 28 anos de idade.

Mãe de 3 filhos.	Modalidades da c1	Observ. do médico	Remédio	Data
1. Paralisia lado direito - após o último parto.				
2. Terreno sifilítico paterno. Não há história miasmática do esposo.		Abatida. Melancólica.		
3. Morena.				
4. Obesa e flácida.				
5. Não muito feliz no matrimônio, talvez por estar confinada na cama.		Indolente.		
6. Muita debilidade e inquietação.		Agg. à noite. Medo da chegada da noite.		
7. Dor e queimação na região lombar. Tão severo que todo o corpo treme.	Mais grave nas primeiras horas da manhã. Nada agg.			
8. Medrosa. Medo que lhe suceda algo.		Apreensiva.		
9. Vertigem às vezes.				
10. Caiu dias atrás devido à vertigem.				
11. Pouco apetite. Sem vontade de comer.				

12. Sed um pouco maior que o normal.				
13. Dores reumáticas região lombar.	Agg. Manhã. Dor queimante e pulsátil?			
14. Sensação de peso na cabeça.				
15. Dorme de ambos os lados.				
16. Recebeu más notícias sobre o seu pai e isto a transtornou para sempre. Depois disto teve a paralisia. Não movia o braço direito sem ajuda do esquerdo.	Havia obtido uma melhora parcial por aplic. de azeite. Agg pelo banho.	A enfermidade foi desencadeada por pena ou emoção.	Aplicações medicinais por 2 meses	
17. Inclinação pelo banho.				
		Sintomas de insania após uma dose de sulphur 1M. Apareceu leucorréia profusa em 31 1 e melhorou gradualmente.	Caust. 200	7/12
			Caust. 200	15/12
			Caust. 1M	22/12
			Sulph 50M	7/1
			Caust 50M	13/2
			Caust CM	29/5

3.7 Roberts

Princípios e arte de curar pela homeopatia. Roberts.

Citações

- Considerando *a lista dos remédios antipsóricos de Bönninghausen 's,* totalizando 50 medicamentos, que tem sido úteis no tratamento das condições ditas psóricas, desde o tempo de Hahnemann: *Agaricus Causticum Magnesium mur .Alumina Clematis Manganum. Ammonium carb Colocynth Mezereum. Ammonium mur. Conium Muriatic acid. Anacardium Digitalis Natrum carb. Arsenicum alb. Dulcamara Natrum mur. Aurum Euphorbium Kali nit. Baryta carb. Graphites Nitric acid. Belladonna Guaicum Petroleum. Bor. ac. Hepar sulph. Phosphorus. Bovista Iodine Phosphoric acid. Calcarea carb Kali carb. Platinum. Carbo animalis Lycopodium Rhododendron. Carbo veg. Magnesium carb. Sarsaparilla. Senega Stannum Sulphuric acid. Sepia Strontium Zincum. Silica Sulphur.*
- Dos remédios listados, 16 pertencem ao reino vegetal, 1 ao reino animal e os 33 restantes são elementos químicos. Apenas 3 deles (*Baryta, platinum e aurum*) apresentam peso atômico maior do que os dos elementos essenciais à construção do corpo. Os pesquisadores estimam que apenas 30 elementos ou um pouco mais são absolutamente essenciais à construção corporal. Iodium com peso atômico 53 é considerado o de mais alto valor. Na lista dos antipsóricos, apenas 3 tem peso atômico maior que 53.
- I. Hydrogen. II. Sodium. 17. Chlorine. 3. Lithium. 12. Magnesium. 19. Potassium. 6. Carbon. 13. Aluminium. 20. Calcium. 7. Nitrogen. 14. Silicon. 22. Titanium. 8. Oxygen. 15. Phosphorus. 25. Manganese. 9. Fluorine. 16. Sulphur. 26. Iron. 27. Cobalt. 30. Zinc. 35. Bromine. 28. Nickel. 32. Germanium. 50. Tin. 29. Copper. 33. Arsenic. 53. Iodine.
- Estamos discutindo o papel destes elementos para demonstrar a significância de nossa hipótese de que *a Psora constitui-se numa deficiência dos elementos essenciais.* Aqui

está uma chave importante para a compreensãoda Psora e merece um estudo aprofundado.

- Sem dúvida há uma incapacidade do sistema em assimilar os elementos essenciais que proporciona o *background* das manifestações psóricas.
- Algumas *manifestações da Psora latente:* manifestações agudas desencadeadas por diversos fatores. A condição mental é bastante característica: os pacientes psóricos estão sempre alertos, são rápidos e ativos em seus movimentos. Esta atividade é muito pronunciada e suas mentes agudas e ativas. Eles trabalham como *Trojans* por um curto período, mas logo cansam, ficam fatigados física e mentalmente. Esta prostração causa um profundo impacto e logo passam a ter medo de trabalhar muito para não se cansarem e surge um desejo de repouso. Esta atividade mental produz um calor corporal e eles têm ondas de calor enquanto trabalham. O calor do sal os oprime. Outra característica mental é a ansiedade que pode chegar ao medo. Preocupações de que não consigam atingir o que planejaram. Se adoecerem, têm medo da morte ou que não se recuperarão, etc. Nas crianças este senso de medo manifesta-se por medo do escuro, de estranhos, de coisas imaginárias; medo de não se saírem bem na escola; timidez. Os adultos têm dificuldade em concentrar no trabalho e seus pensamentos ficam mudando de uma coisa para outra; cansam-se mentalmente e tornam-se confusos. Mudanças de humor e de temperamento são também freqüentes. Tornam-se histéricos e tem crises de cólera, mas nunca com o desejo de fazer mal ao outro como ocorre na sífilis e sicose. A pena (*grief or sorrow*) é um dos grandes fatores de exarcebação da Psora. Pessoas sob a influência de perdas e pena desenvolvem com muita freqüência doenças agudas. Os pacientes psóricos têm muita depressão mental. As manifestações psóricas melhoram pelas funções eliminativas como diarréia, transpiração ou até urinar. (as manifestações sicóticas melhoram pelas eliminações, mas não pelas naturais e sim por eliminações mucosas como

descargas catarrais nasais, leucorréia, etc. As manifestações psóricas são de natureza funcional).

- As manifestações lesionais ocorrem quando há presença de outras discrasias. Ao tratar de combinações de miasmas, deve-se tratar primeiro o mais predominante. Em seguida tratar as manifestações da predominância dos demais miasmas.
- Os *medicamentos anti-sicóticos* têm elementos com peso atômico inferior a 53, mas são quase todos sais compostos. Os medicamentos anti-sifilíticos têm peso atômicao superior a 53. Outro fator interessante é a ausência dos carbônicos, e as calcáreas aparecem infrequentemente. Combinações dos elementos inferiores são frequentes como: *Fluoric acid, Nitric acid, Ammonium muriaticum.* Há uma predominância dos Kalis mas Kali-c não está listado. Alumina 13. Fluoric acid I,9. Ammonium mur. I, 7, 17. Graphites 6, 14, 26. Antimony 51. Hepar sulph. 16, 20. Argentum 47. Kali bich. 19, 24. Arsenic 33. Kali iod. 19, 53. Aurum mur. 17,79. Kali mur. 17, 19. Baryta mur. 17, 56. Kali sulph. 16, 19 Borax I, 5, 8, II. Lithium 3. Bismuth 33. Mercury 80. Bromium 35. Merc. cor. 17, 80. Calcarea phos. 15, 20. Merc. i. r. 53, 80. Cinnabaris 16, 80. Merc. sol. I, 7, 8, 80. Chlorine 17. Natrum mur. II, 17. Ferrum iod. 26, 53. Natrum sulph. II, 16. Ferrum phos. 15, 26. Nitric acid. I, 7, 8. Phosphorus 15. Silica 14. Plumbum 82. Sulphur 16.

3.8 Escola francesa

Homeopathie. Le traité. Chap. III. Les diátheses homeopathiques. Conan Mériadec. 1995. Tradução. **Tratado de Homeopatia**. Artmed, 2005.
Enc. Méd. Chir. Homeopathie, 38140 A-10, 12-1981. *Diátheses. Conan Mériadec.*

Citações

- *Diátese,* em grego, significa predisposição e, na medicina antiga, designava-se sob o nome de *predisposições mórbidas* aquilo que tornava um indivíduo predisposto a desenvolver certas doenças como asma, gota etc. e pareciam estar *ligadas mais a sua personalidade e hereditariedade* do que a fator externos. Desta forma o eczema, a asma, a urticária, as enxaquecas eram consideradas manifestações de uma mesma doença de origem desconhecida, mas de caráter hereditário que constitui *a diátese atópica.*
- A concepção dos homeopatas sobre a origem do terreno e as diáteses mórbidas passaram por *3 estágios*: a era dos *miasmas,* com as doenças crônicas de Hahnemann, a era das *toxinas* com as doenças toxínicas de Nebel e a era dos *genes* com as doenças genéticas. *A homeopatia não permite definir diáteses mórbidas homeopáticas* como chegou a se pensar em uma época, mas somente elaborar uma concepção reacional de terreno, definido por uma semiologia homeopática que *permite evidenciar as diáteses reacionais homeopáticas.*
- *A era dos miasmas*: as doenças crônicas de Hahnemann. Todos os sintomas que se apresentam sucessivamente em um paciente, resistentes à terapêutica, são na realidade *manifestações fragmentárias de uma mesma doença crônica.* Para definir esta doença crônica e aplicar o tratamento homeopático conveniente, deve-se revelar a totalidade dos sintomas do paciente e não apenas os sintomas do quadro atual.
- Nas doenças onde os sintomas apresentam recidivas apresentam sinais comuns que permitem classificá-los em 3 famílias semiológicas. Para Hahnemann a doença crônica é de natureza infecciosa e descreve 3 doenças miasmáticas: *Psora, syphillis e sycosis.*

- *Balanço das concepções de Hahnemann:*
    - *Positivo:* Hahnemann descobriu 3 noções fundamentais: 1) a unidade das doenças crônicas de terreno. 2) a inexistência de doenças puramente locais, mas expressões locais de uma doença geral interna. 3) as doenças eruptivas e a febre são de origem infecciosa e que existem doenças infecciosas crônicas, como a sífilis e tuberculose.
    - *Negativo:* 1) as doenças crônicas de Hahnemann não são na realidade doenças, pois sua classificação das doenças crônicas é semiológica e não nosológica. 2) Hahnemann confunde doença crônica e doença do terreno. 3) algumas afirmações de Hahnemann são obsoletas. Porém sem se dar conta e sob o nome de doenças crônicas, Hahnemann, sem dúvida, descobriu os *modos reacionais de grupo* e seus reguladores gerais.
- *As diáteses mórbidas homeopáticas: concepções toxicoconstitucionais:* no início do século XX foram concebidas hipóteses para atualizar os conceitos de Hahnemann, mas mantiveram a origem infecciosa das *doenças de terreno. Antoine Nebel,* médico homeopata suíço, atribuía as manifestações miasmáticas a conseqüências de impregnações toxínicas. A existência de toxinas microbianas permite fazer uma correspondência entre uma manifestação clínica e um germe, mesmo sem prova bacteriana. As doenças crônicas de Hahnemann se transformaram em *diáteses mórbidas homeopáticas*. Definiram 4 diáteses mórbidas, ditas homeopáticas, 4 predisposições mórbidas: *Psora, Tuberculinismo, Luetismo e Sycose. Psora:* manifestações crônicas de sobrecarga e de doenças alérgicas: transtornos digestivos de sobrecarga, gota, diabetes, artritismo, hipertensão, urticária, eczema, asma, etc. Provêm de erros de dieta e higiênicos do paciente e/ou de seus ascendentes. Para outros foi assimilada ao tuberculinismo. *Tuberculinismo*: as manifestações crônicas que se apresentam em todos os que tiverem antecedentes pessoais ou hereditários de tuberculose: infecções crônicas, respiratórias, genito-urinárias ou cutâneas de evolução lenta. *Luetismo*:

manifestações clássicas atribuídas à sífilis primária, secundária e terciária e á heredosífilis: cutâneas, ósseas, vasculares e nervosas. *Sycose*: relacionada com uma infecção gonocócica: manifestações crônicas urogenitais e transtornos de retenção hídrica, consequências de vacinações, etc.

- As concepções toxicoconstitucionais de Nebel (*carbocalcica, phosphocalcica e fluorocalcica*) foram revisadas, modificadas e difundidas pelos trabalhos de *Léon Vannier* que descreveu os carbônicos, fosfóricos e fluóricos. *Martiny* descreve um tipo endoblástico, ectoblástico e condoblástico. *Henri Bernard* introduz o tipo sulfúrico, como sendo o tipo normal e fala-se do sulfúrico magro e do sulfúrico gordo e dos tipos mixtos sulfo-fluórico, fosfo-fluórico etc. *Grauvogl* descreve os estados oxigenóides, hidrogenóides e carbonitrogenados.
- Com o tempo chegou-se a um consenso entre as diversas concepções constitucionais chegando-se a uma *biotipologia homeopática*, síntese das diferentes concepções. Os homeopatas dispõem agora de uma *doutrina homeopática do terreno*, completa: 1) um germe (ou suas toxinas, vírus filtrante etc.) que, transmitido à criança, o modela, determina sua morfologia, sua constituição dominante e suas predisposições mórbidas e diatésicas. Isto se expressa ao longo de sua vida, segundo sua evolução, através do temperamento e , a cada etapa da evolução, *corresponderiam os medicamentos homeopáticos constitucionais, diatésicos e temperamentais*. O enfermo é visto sob 3 ângulos com sinais fáceis de reconhecer

    - seu *tipo constitucional*: carbônico, fosfórico, fluórico.
    - sua *diátese dominante*: psórica, tuberculínica, sicótica ou luética.
    - seu *temperamento*: linfático, sanguíneo, bilioso e nervoso.

- Resta apenas *selecionar o medicamento* do enfermo pelos sintomas patogenéticos característicos e *finalmente prescrever o nosódio correspondente*.

- *Teoria da drenagem*: os homeopatas acreditam que os nosódios conseguem mobilizar as toxinas correspondentes. Para evitar as agravações decorrentes desta mobilização pensaram em administrar medicamentos que facilitassem esta eliminação *canalizando-a* ou *drenando* por medicamentos apropriados selecionados por suas propriedades organotrópicas intestinal, renal, hepática ou cutânea. Esta é *a técnica da drenagem*. A drenagem se pratica por 2 metodologias:
    - 1) utilizando medicamentos homeopáticos, selecionados entre os complementares do medicamento principal, por seus sintomas organotrópicos. É a drenagem homeopática propriamente dita.
    - 2) utilizando a ação direta de estimulação da função dos órgãos pelas plantas medicinais, como por exemplo. Chelidoneum para o fígado, Berberis para os rins etc.
- *Declínio da concepção*. As concepções toxiconstitucionais não resistiram aos progressos da biologia e em particular aos progressos da genética. As toxinas homeopáticas são imaginárias. A tipologia mineral constitucional não é homeopática, mas extra-homeopática. Não há relação direta entre biotipologia e reatividade biológica. Toda tipologia homeopática não pode ser definida senão por sinais reacionais homeopáticos. Se definimos a pulsatila como um tipo louro de olhos azuis, como reconhece-la numa chinesa ou senegalesa?
- *A era genética*: as concepções atuais de *terreno* levam em consideração o componente genético e existencial. Este terreno, literalmente, *psico-biológico*, mais ou menos normal, é estritamente individual e *condiciona um potencial mórbido* e *um potencial reativo igualmente individuais*.
- *As diáteses reacionais homeopáticas*: o progresso da biologia e da medicina permite colocar a *homeopatia no seu verdadeiro domínio*: uma terapêutica reguladora do desequilíbrio reativo que constitui a doença. A similitude homeopática não é uma similitude de natureza entre duas doenças, mas uma

similitude de reações entre duas doenças de natureza diferente: uma doença natural e uma doença medicamentosa. Há similitude de sintomas não por identidade de natureza, mas porque o fator patógeno coloca em jogo os mesmos mecanismos reativos: possuem um potencial reativo semelhante, graças a analogia de estrutura e não por identidade de natureza.

- A diátese reacional homeopática não é, portanto, uma doença, mas um potencial reativo geral. Cada uma das diáteses se define por: 1) *um modo reacional* e 2) pelo *indivíduo* que reage eletivamente segundo seu modo reativo com *seu tipo sensível diatésico*, seus *antecedentes* e a *clínica* onde se expressa.

Diátese reacional psórica - Psora

A psora é um potencial reacional geral evolutivo que se expressa pelo desenvolvimento de um modo reativo geral específico: o modo reacional psórico, caracterizado pelo aumento das eliminações, que se dá em crises alternantes em diversos aparelhos. È desencadeado e/ou agravado por fatores etiológicos circunstanciais.

Modo reativo

Evolui em duas fases:

- uma *fase centrífuga*: caracterizada por uma tendência geral a reagir por alternâncias de manifestações cutâneas, sempre mais ou menos pruriginosas, e manifestações internas - digestivas, respiratórias, genitourinárias ou psíquicas, ocorrendo em crises periódicas ou recidivantes. Esta fase dura enquanto o doente é um psórico dominante e de constituição sólida.
- uma *fase centrípeta*: pouco a pouco a fase centrífuga se fixa numa localização e a evolução progride lentamente para a esclerose, fase mais ou menos característica e que encontraremos também em outras diáteses. A psora é um modo reacional fundamental, que se encontra subjacente aos outros modos. Onde encontramos sempre a indicação dos grandes medicamentos psóricos: *Sulphur, psorinum, graphites, lycopodium, calcarea carbonica*, etc. ante dos outros

medicamentos diatésicos, sicóticos ou tuberculínicos. *Sulphur* e *psorinum* são os medicamentos eletivos do modo psórico.

Fatores etiológicos circunstanciais

Tudo que contribui para sobrecarregar a função de eliminação e notavelmente um regime de vida inadequado para as necessidades reais do organismo, físicas e psíquicas.

- Fatores higiênico dietéticos: o sedentarismo, a dieta excessiva, desequilibrada (rica em proteínas, refinada, pobre em fibras), poluída por elementos químicos, hormônios, antibióticos, etc.
- Ambiente estressante e poluído por química, radiação, poluição sonora.
- Fatores psíquicos: efeitos persistentes de emoções, amor não correspondido, frustrações, perdas afetivas, situações conflituosas insolúveis, autodepreciação, etc.

O indivíduo psórico

É definido por seu tipo sensível, suas modalidades e seus antecedentes.

- *Tipo sensível psórico*: a) *astenia*, global, contínua, de fundo ou por crises intermitentes. b) desequilíbrio da *termosensibilidade*, intolerância ao calor de sulphur ou extrema friorência de psorinum. c) alterações do *apetite*, que pode estar aumentado, irregular ou intolerante. d) *mau odor das secreções* e excreções, que é agravado pela aversão ao banho. e) tendência às parasitoses. f) *intolerância às picadas* de insetos. G) o modo psórico encontra-se eletivamente entre os brevilíneos, *carbônicos* ou sulfúricos gordos.
- *Modalidades*: agravação pela supressão de eliminações e melhoria pelas eliminações.
- Antecedentes: pessoais: fatores de auto ou hetero intoxicações: excessos dietéticos, sedentarismo, etc. fatores de alergia: contacto com alergenos. Manifestações psóricas anteriores. Predisposições mórbidas: doenças de stress: diabetes, gota, hipertensão e às doenças ditas alérgicas e atopias: eczema, asma etc.

Manifestações

- *Recidivas e alternâncias* mórbidas: são freqüentes no domínio cutâneo, digestivo, respiratório, geniturinário ou neuropsíquico.
- *Pele* seca, predisposta a um prurido persistente, mesmo sem dermatose, piora pelo banho (sulph., psor), e pelo contacto com a lã e fibras sintéticas. Dermatoses de todos os tipos, metabólicas, alérgicas, infecciosas, tenazes, recidivantes e pruriginosas: eczema, psoríase, etc.
- As manifestações cutâneas *alternam* com diversos transtornos: a) *digestivos*: dispepsias, enterite e colite funcional, ano recticte, mais ou menos complicadas com hemorróidas. b) *respiratórios*: hipersensibilidade, alergias nasais ou brônquicas, edema de Quincke etc. c) *genito-urinários*: inflamações, cistites, leucorréias irritantes e pruriginosas. d) *psíquicos*: depressão mental.
- *Metástases mórbidas*: maus efeitos da supressão de uma manifestação mórbida. É a psora reprimida (*rentrée*) e caracteriza-se por um aprofundamento dos transtornos.

Diagnóstico

- Quando há, pelo menos, 3 sinais característicos, se possível de natureza diferente, por exemplo um sinal etiológico e dois sinais característicos, como uma lesão cutânea e antecedentes de atopia. O modo psórico, sendo constitucional, a pesquisa de seus sinais deve incluir os antecedentes pessoais e familiais.

Diátese reacional sicótica

Caracteriza-se pela lentidão das trocas, a retenção hídrica e a tendência ao desenvolvimento de verrugas e de tumores benignos.

Modo reativo

- *Sensibilidade à umidade* em todas as suas formas e uma sensibilidade às crises de infecções e intoxicações que se tornam crônicas.

- *Infeccções crônicas* das mucosas da rino-faringe, respiratórias, digestivas ou genit-urinárias, que são tórpidas e com corrimentos espesso, amarelo-esverdeado.
- *Dores repuxantes* (*tiraillantes*) peri-articulares: *agravam* pelo repouso, o início do movimento e pela umidade. *Melhoram* pelo movimento continuado.
- *Manifestações cutâneas*: erupções vesiculosas e crostosas; tumores benignos: verrugas e condilomas; transpiração oleosa, viscosa, localizada nas dobras.
- A *evolução* se dá no sentido da esclerose, dita *sicose seca*, com inversão da modalidade principal que se torna uma melhora paradoxal pela umidade.

Fatores etiológicos circunstanciais

- Numerosos fatores sicotizantes perturbam as funções de defesa: agressões diretas pelas vacinações, corticoterapia prolongada; agressões indiretas pelo uso abusivo de antibióticos, infecçoes prolongadas. (paludismo, amebíase, salmonelose, micoses, formação de focos infecciosos, etc.).
- Fatores atuantes no metabolismo hídrico: medicamentos, desequilíbrios hormonais, traumatismos, ambientes úmidos.

O indivíduo

- *Tipo sensível sicótico*: a) tendência depressiva com idéias obsessivas, frequentemente modalizadas pelas variações da umidade ambiente, tipo Thuja. b) retenção hídrica, com aumento de peso, infiltração tissular, celulite dolorosa ao toque, tipo natrum sulfuricum; c) palidez, sem anemia, com transtornos dos fâneros, suor das dobras, viscosos, fétidos, tipo kali carbonicum.
- *Modalidades*: agravação geral pela umidade e melhoria geral pelo movimento lento continuado e melhoria habitual pelo tempo seco (às vezes o inverso).
- Antecedentes: predisposições mórbidas diversas, mais caracterizadas pela lentidão e cronicidade. O modo sicótico desenvolve-se mais nos brevilíneos (enveloppés),ditos carbônicos, mas sem exclusividade.

Manifestações

- *Infecciosas*: recidivante, evoluindo para a cronicidade, afetando principalmente as mucosas da rino-faringe e uro-genitais.
- *Osteo-articulares*: sub-agudas, recidivantes e/ou crônicas, de tipo artrose, afetando os ligamentos, tendões, etc. Dores que pioram com as mudanças do tempo.
- *Tumorais:* tumores benignos, verrugas, condilomas.

Diagnóstico

Quando há, pelo menos, 3 sinais característicos, se possível de natureza diferente, por exemplo um sinal etiológico e dois sinais característicos.

Diátese reacional tuberculínica

Caracteriza-se por uma aceleração do catabolismo celular que ocasiona destruições tissulares e comprometimento do estado geral impropriamente chamado de desmineralização.

Modo reativo

- *Fase inicial*: marcada por uma instabilidade reacional neurovegetativa e *humoral* de expressão digestiva - intolerâncias alimentares, ditas crises de fígado, com náuseas, vômitos, enxaquecas, enterites; circulatórias - palpitações; térmicas - crises febris de origem desconhecida; genital - dismenorréia funcional, menstruação irregular, etc. Esta hiperlabilidade neurovegetativa constitucional é a origem de um sinal característico do tuberculínico, a *variabilidade dos sintomas*, físicos ou psíquicos, bem diferentes da alternância psórica.
- *Fase de inflamação*: das mucosas e serosas revelando inflamações tuberculínicas febris ou sub-febris, recidivantes, persistentes, com corrimentos pouco irritantes da rino-faringe, pulmonares ou genito-urinários.
- *Fase de desmineralização*: emagrecimento com apetite normal ou aumentado, desidratação, constipação, astenia, perturbação dos fâneros, indicando um distúrbio maior da assimilação.

- O modo reacional tuberculínico é patológico, assim com o modo sicótico, e se dá eletivamente no biotipo longilíneo de instabilidade nervosa, denominado fosfórico, sulfúrico magro ou fósforo-fluórico.

Fatores etiológicos circunstanciais

- Todo fator patógeno que *acelera o metabolismo e o catabolismo* celular. a) contaminação tuberculosa direta ou indireta. Vacinação BCG. b) doenças consideradas anergizantes: rubéola, coqueluche, assim como, hepatite viral ou mononucleose infecciosa, sobretudo com comprometimento hepático. c) toda agressão ao sistema de defesa como vacinações repetidas, antibioticoterapia, etc. Estes fatores não são exclusivamente sicóticos, mas revelam a tendência diatésica dominante do indivíduo.
- Fatores *higienico dietéticos*: a) regimes, dietas de emagrecimento, anorexígeno. b) fatores de congestão venosa: sedentarismo, posição em pé prolongada, etc.
- *Fatores psicológicos*: a) choques afetivos, que revelam a hipersensibilidade constitucional com instabilidade afetiva: a versatilidade de pulsatila, a ciclotimia de ignatia, a instabilidade de phosphorus, as crises da adolescência ou a anorexia mental de natrum muriaticum. b) o excesso intelectual revelando a fatigabilidade psíquica de calcarea phosphorica, kali phosphoricum ou natrum muriaticum, até a indiferença neurastênica de phosphoric acidum.

O indivíduo

- *Tipo sensível tuberculínico*: a) hiper-labilidade neurovegetativa, com astenia e fatigabilidade. b) friolência com intolerância à falta de ar, tipo *pulsatila*. c) instabilidade térmica e circulatória: crises febris inexplicadas (*ferr-p*); alternâncias de palidez e rubor (*ferrum*); congestão venosa periférica (*pulsatila*); epistaxe (*phos*); má reação ao calor e frio (*nat-m., puls., sil.*) Lembrar que o tuberculínico é um jovem: criança, adolescente ou adulto jovem, de biotipo longilíneo, fosfórico, sulfúrico ou fosfo-fluórico, mas sem exclusividade.

- *Modalidades*: agravação do estado geral pelas eliminações; à beira mar e melhoria do estado geral na montanha.
- Antecedentes: reveladores das manifestações tuberculínicas ou dos fatores etiológicos mencionados (doenças anergizantes, BCG, vacinações múltiplas, dietas, etc.)

Manifestações

- Hiper-labilidade neurovegetativa.
- Congestão venosa periférica.
- Crises febris" sine materia".
- *Eliminações tuberculínicas*: (distúrbios digestivos recidivantes - diarréias, alternância de diarréia e constipação, intolerância a gorduras, crises de fígado, etc.; inflamações recidivantes das mucosas e/ou serosas. Estas crises de eliminação tuberculínicas, são *bem diferentes das psóricas*, pois não trazem alívio para o paciente, não alternam sobre diversos aparelhos, mas atingem eletivamente e sucessivamente sobre tal ou qual até fixar-se sobre um deles, mais ou menos rapidamente em função da evolução.
- Desmineralização.

Diátese reacional luética

Sob o nome de luetismo ou diátese reacional luética, tem-se descrito na realidade o biotipo distrófico, dito fluórico, em sua tríplice expressão: morfológica, patológica e reacional.

O biotipo fluórico

É um *biotipo anormal*: normolíneo, brevilíneo ou longilíneo apresentando *anomalias do desenvolvimento* de diversos tecidos ou órgãos (mal-formações, assimetrias, deformações, etc.) e um *comportamenteo psico-afetivo instável e imprevisível* e *predisposições mórbidas neuro-psíquicas.* (psicoses, demências, retardos intelectuais). As anomalias são atribuídas tradicionalmente à sífilis direta, congênita e hereditária, mas hoje há uma tendência a atribuir fatores genéticos de origem desconhecida. Os modos psóricos e sicóticos não estão ligados a biótipos exclusivos. O modo tuberculínico está ligado eletivamente ao tipo longilíneo, enquanto o modo luético parece estar indissociável de um biotipo anormal.

Modo reativo

- Não se pode compreender o modo reacional luético sem estudar a fisiopatologia de sua doença modelo, a sífilis. Do mesmo modo, o modo luético traduz, por uma anarquia reacional, as lacunas funcionais de seu terreno distrófico, que vai revelar ou agravar sua tendência geral de reagir aos fatores patógenos, exógenos ou endógenos, que parece ser incapaz de destruir ou eliminar.
- Predisposições mórbidas a toda uma patologia neuro-psíquica, osteo-articular e cardio-vascular
- Predisposição reacional à anarquia que torna seu comportamento imprevisível no plano a) psíquico, dominado pela agitação, instabilidade e anarquia, implicando numa falta de adaptação familiar e social e b) ambiental, marcado por sua agravação noturna, à beira mar e melhoria na montanha.

Fatores etiológicos circunstanciais.

- O distrófico é sensível à sífilis, aos vírus, ao alcool e aos tóxicos em geral.

O indivíduo

- *Tipo sensível*: a) *biotipo fluórico* reconhecível por uma assimetria geral e todo tipo de malformações ósseas, osteo-articulares, dentárias. Uma sensibilidade óssea dolorosa à percussão, especialmente do esterno e da tíbia. b) *desequilíbrio emocional*: instabilidade emocional, desordenado; agitação noturna, com insônia e medo da noite ou diurna, particularmente das mãos, com tendência a manipular os objetos, lavar as mãos (síndrome de Poncio Pilatos) etc.; fobias, da noite, do contágio; tendências perversas e anti-sociais: crueldade com os animais, perversões sexuais, sadismo, impudico, impulsões violentas, toxicomanias, alcoolismo, etc.

- *Modalidades*: agravação noturna, à beira mar (cf. tuberculinismo) e melhoria na montanha (cf. tuberculinismo).
- Antecedentes: a) pessoais: convulsões antes dos 6 meses de idade, insônia infantil, rinofaringes agudas e crônicas com hipertrofia amigdaliana e adenopatias duras; dores do crescimento, exostoses, especialmente da tíbia. b) familiais distróficos.

Manifestações

- *Patologia neuro-psíquica:* retardo no andar e na fala; insônias; cefaléias noturnas, do por do sol até o nascer do sol, com dores ósseas profundas; neurites, paralisias localizadas; tremores; crises noturnas de epilepsia; distúrbios do comportamento - fugas, tendências anti-sociais, toxicomanias, dificuldades escolares, delinqüência, marginalidade; neuroses e psicoses de tipo depressivo com tendência ao suicídio ou de excitação maníaca.
- *Patologia cardio-vascular:* como a sífilis, o luetismo ama as artérias - arterites, aortites, coronarites - aneurismas arteriais, estases venosas. As consequências são tecidos privados de circulação, obstrução, esclerose.
- *Patologia ósteo-articular:* inflamações ósseas simples, exostoses, deformações. Artrose.
- *Patologia cutâneo-mucosa:* a) inflamação com hipertrofia reacional, sub-aguda e crônica, com adenopatias satélites enduradas e indolentes da esfera da ORL ou uro-genital. b) tendência ulcerativa ou fistulosa na esfera uro-genital, ano-retal ou cutânea. c) tendência a esclerose cutânea - quelóides; retrações tendinosas; endurações. Etc.
- *Patologia linfo-ganglionar:* inflamações com hipertrofia reacional e depois esclerose, conferindo um caráter de enduração e indolência às adenites e adenopatias satélites das mucosas e da pele, assim como das glândulas vasculares (tireóide, parótidas, próstata).

3.9 Ortega

Apuntes sobre los miasmas. 1977.
Chronic miasms. BHJ. Vol. 72 jan. 1983.

Citações

- As conclusões de Hahnemannn sobre os miasmas crônicos são da mais alta utilidade e é *essencial considerá-las e colocá-las em prática para se obter um verdadeiro tratamento homeopático.*
- Ficamos surpresos em constatar que inúmeros homeopatas em todo o mundo, mesmo quando tentam seguir o mestre fielmente, não tem sido capazes de determinar uma *técnica correta de identificar os problemas miasmáticos,* nem tem sido capazes de *integrar a teoria miasmática com sua prática clínica* que pudesse comprovar sua validade.
- Foram realizados numerosos estudos sobre os miasmas e quase todos terminam numa concepção pessoal de quem realizou o estudo e classificam os sintomas miasmáticos de acordo com sua intuição pessoal.
- Hahnemann deixou inacabada a descrição dos miasmas. A confusão maior se dá porque Hahnemann listou sintomas como psóricos, quando na realidade são sicóticos.
- *As bases para o reconhecimento dos miasma:* relacionam-se com *a Psora* tudo que signifique *inibição,* sentimento de inferioridade, frieza, deficiência funcional, falta de produtividade ou repressão (holding back). Por exemplo, timidez, ansiedade, irritabilidade (repressão da cólera), secura, impaciência, lassidão, fraqueza. *A Sycosis* manifesta-se pela *expansão,* precipitação, hipersensibilidade, hiperatividade, hipersecreção, hipertrofia, orgulho, medos exagerados, irascibilidade (cólera manifesta), hipertermia, neoplasias, pressa. As manifestações da *Syphillis* incluem degradação, indiferença, fastio da vida, *perversão das funções* biológicas, secreções anormais, fúria (cólera cega), convulsões, espasmos, deformidades, hemorragias, putrefações e lesões destrutivas nos tecidos assim como na

mente. Para simbolizar os miasmas nós atribuímos uma cor a cada um deles: *Azul* para a psora, *amarelo* para a sicose e *vermelho* para a sífilis.

- A *tristeza* (sadness) é de natureza psórica por causa de sua natureza inibitória. *Pena* (grief) é uma manifestação sicótica por sua natureza expansiva. *Prostração mental* exibe a qualidade destrutiva sifilítica da tristeza. O *medo*, quando é inibição psórica, manifesta-se por ansiedade. Os *medos específicos*, referenciados a algo, são de natureza sicótica. Na *angústia*, ocorre medo com uma tendência destrutiva sifilítica intrínseca. O Psórico manifesta uma *fraqueza da memória*, o sicótico uma *falta de concentração* devido à sua instabilidade, enquanto o sifilítico será esquecido no sentido de lacunas ou *lapsos da memória*, demonstrando suas tendências destrutivas. Um *pulso lento* pode ser classificado como psórico, um *pulso rápido* como sicótico e um *pulso irregular* como sifilítico. Nas extremidades, *fraqueza* é um sintoma psórico, *inquietação* sicótico e *ataxia* sifilítico. *Ereções incompletas*, curtas ou ausentes são sintomas psóricos; *freqüentes ou fortes* são sicóticos e *perturbadas*, dolorosas ou sem desejo sexual são sifilíticos. As *dores doloridas (sore, bruised, pressiva)* que impelem o paciente ao repouso são psóricas, por sua falta de tônus e inatividade. Dores *pulsáteis, erráteis e pontadas* (stitching) manifestam instabilidade, hiperfunção, aumento do tônus consistente com a sicose. Dores *queimantes, explosivas (bursting) e rasgantes* indicam a natureza destrutiva e desordenada da sífilis.
- *Aplicações da teoria miasmática:* Primeiro fazemos uma lista com todos os sintomas do paciente. Depois separamos os sintomas em grupos correspondentes aos miasmas. *Psóricos:* os que manifestam carência, deficiência, hipofunção, etc. *Sicóticos:* sintomas que demonstram exteriorização, instabilidade, escape, hiperplasia e hiperfunção. *Sifilíticos:* os sintomas de natureza destrutiva, degradante e com uma tendência para a involução e degeneração. Selecionamos, destas listas os sintomas predominantes raros estranhos e peculiares como recomenda Hahnemann nos §153 e 209 do

Organon. *Os sintomas predominantes* dominam o quadro total, afetam a sensibilidade e apresentam uma grande influência no estado final do paciente. Os *sintomas extraordinários* não são habituais, mas apenas pertencem a um estágio final. Os *sintomas singulares* estão relacionados com a maneira particular da reação do paciente. Os *sintomas peculiares* manifestam as reações próprias da individualidade do paciente. Este grupo de sintomas é o que Hahnemann considera essencial para obter os *característicos de um caso*. Eles constituem a *Síndrome Mínima de Valor Máximo*. Eles correspondem à totalidade dos sintomas representativos do que deve ser tratado do momento existencial do paciente. Geralmente isto corresponde a 3 ou 4 sintomas. Usando este grupo de sintomas como a base da prescrição nós encontramos o verdadeiro *simillimum.*

- *Evolução:* Prescrevendo desta forma, observamos os sintomas desaparecerem segundo as leis de cura de Hering. A camada correspondente ao miasma predominante desaparece primeiro. Se deixamos tempo suficiente de observação, os sintomas e manifestações da camada miasmática subjacente aparecem. Desta forma os sintomas das diversas camadas miasmáticas vão sendo eliminados.

3.10 Paschero

La Psora, idiosincrasia fundamental de la patologia. Homeopatia. P. 193 2ªed.
Enfermidades cronicas. Homeopatia. Pg. 483. 2ªed.

Citações

- Hahnemann concebeu a Psora como um *estado de idiossincrasia* ou predisposição que atuava como um *terreno receptivo* e como causa fundamental de todas as enfermidades. O processo dedutivo pelo qual ele chegou a esta conclusão, foi o resultado de uma atenta e profunda observação clínica que lhe permitiu compreender por que um enfermo tratado com o medicamento homeopático correspondente *sofria recaídas* ou aparecia com *sintomas novos.*
- O *quadro atual do enfermo* era apenas um aspecto parcial e episódico da verdadeira enfermidade, que permanecia oculta em sua maior parte. Na busca deste mal profundo que anexava os distintos episódios mórbidos da vida do enfermo, como se estes fossem metástases alternantes e substitutivas de uma causa profunda, chegou a *caracterizar três disposições* predisponentes do sistema orgânico, que subsistiam como *entidades dinâmicas,* condicionantes de terreno, isto é, como tendências mórbidas regentes da patologia.
- Estas *discrasias ou miasmas* como chamou Hahnemann, *não são enfermidades e sim o fundamento dinâmico das enfermidades.* Estas três disposições mórbidas correspondem à perturbação das três funções vitais por excelência: *a excitação, a inibição e a disfunção,* que implica numa *perversão* da atividade vital.
- A *excitação primária* que constitui a reação de alarme original do sistema orgânico frente à agressão externa, corresponderia, em sua perturbação, à *psora,* que passa a ser entendida como uma reação de estímulo defensivo, *condicionada* morbidamente, *pela suscetibilidade,* para chegar à excitação supernormal. Esta condição, endereçada às manifestações funcionais de excitação, colocaria o organismo em condições de receptividade par que o estímulo sifilítico

suscite *a atividade inibidora* da energia vital e o agente blenorrágico, sérico, vacinal ou proteínico, *a atividade perversora* das funções orgânicas.

- Assim está colocada a *gênese dinâmica de toda a patologia*, em função de um distúrbio dos mecanismos normais da defesa orgânica imunitária que preservam a vida, tanto na saúde como na enfermidade, criando-se um primeiro estágio diatésico de hiperexcitação que torna possível a impressão, na dinâmica vital, de uma tendência inibidora, diminutiva, até a destruição no caso da sífilis e uma tendência oposta, compensatória aumentativa, até a proliferação degenerativa por parte da sicose, miasma correspondente à blenorragia ou à incorporação de proteínas estranhas.
- *Por que se produz esta exaltação* anormal da sensibilidade reativa? O indivíduo exalta sua sensibilidade, perturba a atividade normal de resistência às agressões externas quando o jogo normal de *sua capacidade defensiva está obstaculizado* ou contrariado. A inibição reiterada traz aumento de tensão e distonia vegetativa. Vemos isto na gênese dos transtornos mentais e da personalidade, na fixação nas etapas infantis do desenvolvimento, por *repressão ou frustração*. A função essencial do organismo é a liberação de sua energia do centro para a periferia, da mente aos emunctórios. Toda transgressão no curso normal desta trajetória, regida pela lei fundamental de cura, implica numa inibição patológica, que tem escrito o mais importante capítulo da etiologia patológica: *a supressão*.
- A Psora resulta originariamente da supressão de uma manifestação cutânea exonerativa, que dá lugar a uma perturbação interna, pelo retrocesso da energia vital eferente. Esta é a própria essência de toda doutrina Hahnemanniana.
- *A Psora*, como disposição de suscetibilidade mórbida, é *um estado puramente funcional*, de atividade defensiva, sem patologia estrutural como são a sífilis e a sicose. Estas últimas dão sintomas físicos: supuração, hipertrofias, neoplasias, úlceras, necroses, etc.; a psora dá sintomas reativos: dores,

pruridos, congestões, espasmos, fenômenos paroxísticos e manifestações neurovegetativas.

- Na realidade é sempre a Psora que reage frente a qualquer alergeno, seja um alimento, a umidade, o frio, uma frustração emocional etc. O que a Sífilis e a Sicose fazem é fixar os mecanismos alérgicos nos órgãos de choque que correspondem ao gênio mórbido de cada diátese, levando o processo dinâmico gerado pela suscetibilidade alérgica até a patologia orgânica, isto é, os tipos específicos de enfermidade.
- A compreensão da Psora como *quadro clínico* de potencialidade mórbida constitucional, puramente dinâmico, funcional, dado por suscetibilidade alérgica, só pode ser realizada estudando os grandes medicamentos da matéria médica, como: Sulphur, psorinum, silicea, sepia, natrum muriaticum, lachesis, iodium, hepar sulphur, etc.
- A concepção da psora como uma *exaltação hiperérgica da excitação orgânica defensiva normal* permite compreender os aspectos essenciais da enfermidade crônica. Toda manifestação paroxística de shock é psórica; é uma expressão da reatividade anormal de tipo anafilático, condicionado pelo estado de idiossincrasia latente. As crises de ansiedade, de medo, de angústia, de mania, os impulsos agressivos, tudo que é paroxístico e em acessos, é uma brusca investida de conteúdos tensionais mórbidos, energéticos, que buscam saída, liberação.
- Devemos *compreender as reações do enfermo em sua totalidade, através de sua história inteira*, em uma unidade de conjunto, e saber o que ele tem reprimido, emocionalmente e patologicamente, quais foram os episódios psóricos cutâneos, excretórios, dolorosos ou psíquicos que ocorreram em sua vida como expressões desta hipersensibilidade mórbida criada pela repressão de sua libido, da energia vital, em sua necessidade natural expansiva e que engendra toda a patologia, desde a ansiedade primordial com que o homem começou a enfermar-se, o sinal capital da psora moral, até as mais grosseiras lesões tissulares produzidas pela sífilis e sicose, que terminam na tuberculose e câncer.

3.11 Masi Elizalde

Apostilas. Masi Elizalde.

Actas del Instituto Internacional de Altos estudios Homeopáticos James Tyler Kent.

Studia Homeopatica. Vol 1 e 2. Instituto de Homeopatia J.T. Kent. RJ.

Miasmas. Paulo Rosenbaum. Editora Roca. 1998.

Citações

> " ...Para nós, discípulos dos maiores expoentes da Doutrina Hahnemanniana, Kent, Ghatak e Allen, o ponto de vista metafísico é a única chave sem contradições para a real e profunda compreensão da enfermidade do homem" . *Masi Elizalde.*

- *Segui dois caminhos* para chegar à *concepção de Psora* que defendo. O primeiro destes dois caminhos for a realização de *uma minuciosa exegese de toda a Homeopatia* efetuada à luz da exata valorização dos traços mais sobressalentes da gigantesca personalidade de Hahnemann. O segundo caminho que segui, em meu intento para compreender o real significado da Psora, foi o de *estudar todas as patogenesias como se tratasse de uma só*, para tratar de encontrar a imagem completa da enfermidade do homem, na reunião dos retalhos das patogenesias que deixavam ver os diversos aspectos da enfermidade dos homens. Percorri este caminho, como creio firmemente que o fez Hahnemann, *iluminado por uma concepção antropológica aritostotélica e tomista*, quer dizer, considerando o homem como uma unidade substancial de corpo e alma onde o espírito ou alma racional forma parte indivisível desta unidade.
- No que diz respeito à minha afirmação de que as patogenesias têm podido demonstrar, como fato experimental, *a teoria do inconsciente coletivo*, quer fazer a ressalva de que me referi a um inconsciente coletivo, no sentido de sustentar que, *todos os homens, levam em sua imaginação*, não consciente, *a repetição do mesmo drama ancestral.*
- Denomino *Psora Primária* a *incerteza da alma racional do homem atual sobre a existência de Deus*, sobre a realidade histórica de seu passado de perfeição e bem-aventurança e

sobre a possibilidade futura de recuperar as mesmas e a certeza de sua condição eterna. Dita *incerteza gera-se pelas reminiscências simbólicas* daquele passado e das sensações que o mesmo se deparava, unidas à nebulosa recordação do processo pelo qual tudo foi perdido, que aninham sua *imaginação* (potência superior da alma sensitiva), as quais, constituindo *a sintomatologia da Psora Primária* em dito nível hierárquico, choca com a concreta realidade temporal da imperfeição, desordem, vulnerabilidade e morte, originando assim, a incógnita essencial, cuja resolução, pelo intelecto e a vontade, constitui a finalidade do homem, aqui embaixo. *Ao nível da alma vegetativa*, a Psora Primária é a atual imperfeição da mesma, que a limita no comprimento de suas primitivas funções de vivificar por tempo indefinido o corpo que anima, mantê-lo imune e dar-lhe forma e tamanho devidos, imperfeição que determina, em conseqüência, que o mesmo seja suscetível e mortal.

- Esta *enfermidade básica incurável*, pode cursar em forma vigente ou latente. *Psora Primária Vigente* é aquela em que, o conteúdo da imaginação é vivido com angústia e não é resolvido, ou se resolve mal. *Psora Primária Latente* é aquela em que, a correta resolução do conflitivo conteúdo da imaginação, faz cessar a angústia, ou bem quando a mesma desaparece por ação terapêutica, permitindo que, em um segundo momento, a consideração equânime da incógnita imaginativa, junto à aquisição dos conhecimentos necessários para resolvê-la, impeçam seu retorno. A força vital incrementa-se de forma euritmica e decresce de forma harmoniosa, estando latente a Psora Primária. Caso contrário a força vital incrementa-se e degrada-se de forma acelerada e disrítmica.
- A Psora Primária é, pois, *a suscetibilidade* e, sua expressão sintomatológica, está constituída pela *idiossincrasia* ou forma individual de viver a consciência de sua *vulnerabilidade* que tem cada homem.
- Etiologia da Psora: O primeiro homem deveria entender-se a si mesmo, assim como a tudo que foi criado, como humilde

meio para o conhecimento, parcial e incessante, daquele de quem recebera o Ser e o Amor. Sentiu-se desconforme e o resultado deste inconformismo é a sua queda do estado original paradisíaco.

- A Psora é prévia a toda manifestação somática. O *conflito metafísico do homem* é o *primum movens* da enfermidade.
- " A *Psora é o miasma básico*, primeira etapa da enfermidade, não se defende: *simplesmente sofre*. A atitude do Psórico é a de quem acaba de receber uma má notícia, a de um país invadido sem aviso prévio. Oscila entre o medo e a esperança. Não sabe se deve lutar ou se render. Consciente de suas forças intactas se exalta e se prepara para a defesa, mas a grandeza da ameaça o faz voltar a sumir no desespero e abatimento. Na Psora vemos o homem em sofrimento, sem defesa, com medo, cheio de ansiedade e insegurança que encontram como causa, a noção da morte como destino inexorável e que traz a aterradora possibilidade de perder a individualidade, de deixar de existir. Sem Deus, sem outro sentido que o puramente temporal, a vida para o Psórico é uma torturante espera da morte. Reprime o amor dentro de si mesmo, com a intenção de diminuir seu sofrimento.
    - Ressentido com a vida reagirá agressivamente contra tudo que lembre sua angústia básica. Tornará-se obtuso, indiferente, desinteressado, agressivo com os demais e *se converte no sifilítico* cruel e encerrado em si mesmo.
    - Ao invés de fugir da vida, como o sifilítico, decide negar sua condição de temporalidade, fecha os olhos para não ver a existência do final. Vive a vida como se ela fosse eterna e o fim último do homem como se fosse para obter conquistas materiais. Afirma-se com hiperfunção de sua instintividade erótica, para sentir a *hipertrofia de seu Ego*. Será um tirano demagogo, um ditador etc.
    - Situar a origem da enfermidade na busca angustiosa de um bem perdido deveria ser o conceito que

deveria ser captado por um golpe de intuição. A *reconciliação com seu Criador é o elevado fim de nossa existência* de que nos fala o §9 do Organon."

- Masi identifica *cinco núcleos* que constituem a Psora: 1) Núcleo da transgressão *e culpa*. 2) Núcleo da *perda e sofrimento*. 3) Núcleo da *recordação e nostalgia*. 4) Núcleo do *temor ao castigo* e 5) Núcleo da *justificação e desculpa*.
- A *Psora primária é o sofrimento puro*, sem defesa. A *Psora secundária*, na qual o indivíduo reage tentando explicar a causa de seu sofrimento e cai no equívoco de objetiva-lo, de concretizá-lo nos elementos de seu mundo real, temporal e simbolizante do valor transcendente em jogo, verdadeiro fator etiológico de seu sofrimento. Isto determina o desencadeamento da Dinâmica Miasmática: vincular-se a um elemento do meio, que considera um" inimigo" , no jogo de ação e reação, fugindo ,tentando destruí-lo ou tentando dominá-lo. Os temas são constantes de sofrimento ou de reação que aparecem em alguns experimentadores e enfermos. Os temas permitem sua inclusão nos 5 núcleos descritos acima, que são as constantes de sofrimento que aparecem em todos os seres humanos, constituindo-se assim no que é comum da dinâmica miasmática.
- Masi apresenta um *critério metafísico*, baseado no *esquema referencial de Santo Tomás de Aquino*, para a compreensão da enfermidade do homem e para a evolução da dinâmica miasmática após a prescrição do medicamento homeopático. Procura identificar, em cada medicamento e no paciente, as modalidades do seu sofrimento, as atitudes reativas a este sofrimento e a problemática metafísica que indique seu tema metafísico fundamental. Exemplo - identifica para Arsenicum album a culpa Adâmica de que causou o mal dos outros e por isto identifica-se com o sofrer alheio, vivido com muita culpa.

Palavras de introdução ao tema do terceiro congresso internacional da Escola Médica Homeopática Argentina. 1978? Alfonso Masi Elizalde.

Cuáles son dichos puntos fundamentales?

- **En lo que respecta al medicamento sostenemos:**

A - En lo experimental:

1. Deben diferenciarse tres categorías de sintomas: los obtenidos por la experimentación en el hombre sano con substancias activas a dosis ponderades, los obtenidos por la experimentacion de aquellas dinamizaciones que todavía contienen material (hasta la 12CH., aproximadamente), tanto de substancias inertes como activas al estado ponderal, y los obtenidos por la experimentación de dinamizaciones en las que la capacidad de dispersión de la matéria ha sido superada (por encima de la 12 C.H.).
2. Los de la primera categoría, netamente toxicológicos, poco dicen de la individualidad del sujeto, salvo en lo referente a una mayor o menor susceptibilidad al tóxico experimentado y al predominio de la sintomatología, propia de la substancia activa experimentada, en un posible *locus minoris resistentiae* del experimentador.
3. Los de la segunda categoría nos brindan todo los tropismos de órganos y de tejidos propios de nuestra Matéria Médica, pero no dejan de ser propiedades farmacológicas de las substancias experimentadas aunque necessiten, para ponerse en evidencia, de la dinamizacion y de una especial sensibilidad del sujeto sometido a su acción, ya que no todos los sometidos a la misma los experimentan.
4. Los de la tercera categoría son los de la verdadera idiosincrasia del sujeto, suscitados por el desequilibrio energético determinado en el mismo por la energia similar en él experimentada.
5. Las afirmaciones anteriores si implican que, incluso una dosis ponderal, no pueda poner en vigencia la sintomatología idiosincrásica. Así, por ejemplo, si intoxicamos, a un sujeto Lycopodiun con arsenico, nos mostrará la sintomatología de la intoxicación arsenical, pero, si el intoxicado es un Arsenicum a la sintomatologia anterior agregará la idiosincrásica.
6. A mayor desequilibrio latente en el sujeto de experimentación, mayores posibilidades de que su intoxicación, por uma substancia activa, ponga en vigencia su idiosincrásia. Así, por ejemplo, el Lycopodiun intoxicado con arsénico agregará, a la sintomatologia toxicológica arsenical, la sintomatologia idiosincrásica de Lycopodium en aquellos casos en que haya concurrido a la experimentación en un estado de desequilibrio latente, es decir, todavia no determinante de sintomatológia clínica que lo hubiera excluido de la posibilidad de participar en la patogenesia pero al que, la agresión tóxica, lo lleva a un desequilibrio evidente.

- Esta observación trae, como corolario, la necesidad de una revisión muy cuidadosa de las patogenesias con tóxicos, tratando de pesquisar la dosis o dinamización empleada para su realización. De no hacerlo, se corre el riesgo de adjudicarle a un medicamento sintomatologia que corresponde a otro. Verbigracia, una alucinación de Belladonna será realmente manifestación de la idiosincrásia del sujeto y, por ende, de elevado valor jerárquico, si ha sido obtenida con la experimentación de una alta dinamización. Por el contrario, carecerá de valor si se ha observado en una intoxicación por la Belladonna. Surge esta observación de las conclusiones de la medicina oficial que, al estudiar los cuadros mentales de las intoxicaciones, concluye que, los mismos, son iguales para diferentes tóxicos y diferentes par un mismo tóxico. Dicho con *un ejemplo homeopático:* Lycopodium envenenado por diez tóxicos diferentes delirará siempre como Lycopodium; el arsenico, al envenenar a diez sujetos de distinto medicamento, determinará diez delirios distintos.

7. El esquema anterior no niega la posibilidad de que en las altas dinamizaciones; por encima de la 12C.H., quede un" recuerdo" de algún tropismo de organo de tejido y pueda suscitarlo en la experimentación o curarlo al ser prescripta por esta sintomatologia secundária.

- Nota: La mayor parte de la argumentación que permitiera arribar a las anteriores conclusiones sobre el medicamento se encuentran en nuestro trabajos: *La Patogenesia: Intoxicacion o Idiosincrasia? y Terapeutica Homeopatica: Substitucion o Exaltacion?*.

B - En lo terapéutico:

1. En el campo de lo material, de las dinamizaciones por debajo de la 12C.H., admitimos la existencia posible de antagónicos, complementarios, antídotos generales o particulares, tiempo de acción del medicamento, medicamentos con acción más profunda que otros, medicamentos peligrosos frente a determinada patologia y agravaciones por acción drogal.
2. Todo lo anterior, lo negamos terminantemente en las elevadas dinamizaciones que solo determinan" apariencias" de ello. Citaremos como ejemplos:

a) *Las apariencias de complementación*: Administrado un similar al paciente se determina, en él, una recitificación parcial de su vicio energético y, por ende, una parcial mejoria. Por los sintomas que quedan, encontramos otro medicamento y, al prescribirlo, la curación se completa. Esto no significa que el segundo medicamento sea complementario del primero sino, simplemente, que se trataba del verdadero simillimun, como lo podremos comprobar al repetirlo directamente, sin la intermediación del primero, ante la vuelta de los sintomas.

b) *La forma de antidotar*: administrado un primer medicamento, los sintomas toman una dirección equivocada con serio peligro para el enfermo. Retomado el caso, de la unión de los nuevos síntomas, aparecidos en el curso de la agravación, con los anteriores, surge un nuevo medicamento que, administrado, cura el caso. El segundo no es un antídoto del primero es el simillium puesto en evidencia nor por una mayor riqueza sintomatológica.

Ambos ejemplos implican la aceptación de dos posibilidades de acción para los medicamentos parcialmente similares: conmover la fuerza vital en la buena dirección, pero en forma incompleta, con la resultante de mejoria parcial: conmover la energia vital en la mala dirección con la resultante de la agravación del cuadro. Unico caso de agravación medicamentosa que aceptamos.

En cuanto a las agravaciones determinadas por el simillimun en los pacientes lesionales, que serán cortas y fuertes en los afectados en organos y tejidos no vitales y largas y severas e los que tienen afectados órganos nobles, no son en modo alguno obviables y están signando el trabajo orgánico de restitucion o el completarse del esbozo de adaptación orgánica a una nueva pauta energética, como lo atestigua la sensación de bienestar general que las acompana.

Antes de terminar con nuestra posición sobre el medicamento desejamos aclarado que, por simillium, entendemos siempre la perfecta conjunción de dos similitudes: cualitativa y cuantitativa. El buen medicamento puede ser solamente un similar si es administrado a una dinamizacion que no sea la potencia justa para el paciente.

- **En lo referente al concepto de enfermedad, la posición de la Escuela Médica Homeopática Argentina es la siguiente:**

1. Las distintas entidades nosológicas son las resultantes de una actitud reaccional adaptativa unitaria, idéntica y simultánea de la psíquis y el soma, ante la angustia existencial determinada por el instintivo temor a dejar de ser con la muerte.
2. Que la energía, la fuerza vital, equilibrada, permite que esta actitude adaptativa se realice con la adaptación armónica al medio ambiente, social y físico (macrocosnos); integración lograda, en lo psíquico, con la madurez como persona del hombre objetivada en una posición dativa, halocéntrica, hacia los demás y, en lo somático, con una plena eurritmia orgánica.
3. Que dicha angustia existencial derivada del temor a dejar do ser con la muerte es determinante de la inseguridade, la ansiedad y la inquietud en lo psíquico y son expresada, somaticamente, como irritabilidad y variabilidad funcional pudiendo encontrarse latentes en el sujeto en

máximo equilibrio energético pero que, siendo dicho equilibrio inestable, puede alterarse idiopáticamente o por influencia del medio, dando lugar a la evidenciación del cuadro descripto. Esto, para la Escuela Médica Homeopática Argentina, es *la Psora* en sus estados de latencia y Desarrollo, respectivamente.

4. Que, desde el punto de vista energético, el estado de Psora latente se caracteriza por un ritmico oscilar de aumentos y disminuciones de energía determinantes del constante alternar de anabolismo y catabolismo. Predominando el aumento de los valores energéticos en la primera parte de la vida y su disminución en la última. Desde el punto de vista que tratamos, la Psora en actividad se caracteriza por la disrritmia de las oscilaciones y la exageración de los valores de aumento y disminución, pero manteniendo, la suma de las mismas, un saldo a favor del aumento o de la disminución de los valores poco diferente al de la Psora latente, o máxima normalidad energética, para esa etapa de la vida.
5. Que, en consecuencia, no existiendo predominio marcado, ni persistente, en uno u otro sentido, el organismo carece del tiempo necesario y del marcado desequilibrio, hacia lo positivo o negativo, como para estructurar una lesión.
6. Que, la necesidad de calmar la angustia psórica, la inseguridad frente al medio, la ansiedad e inquietud atormentadoras determina que, la actitud reaccional adaptativa, se realice equivocada, morbosamente, en una de dos direcciones: o la negación, la no aceptación de la obligación de madurar, el rechazo a vivir, trasuntada en lo psíquico por la incapacidad de enfrentarse e integrarse al medio, para lo que se destruyen o anulan todos los instintos que atan a él y, en lo somático, por la hipofunción y la destrucción; o bien, el intento de supercompensar la sensación básica de minusvalia e indefensión con una actitud psíquica de hipertrofia del yo, de negación de la propia muerte, objetivada en lo somático por la hiperfunción y la hipertrofia anárquicas. Actitudes en las que vemos a la sífilis y a sycosis, respectivamente.
7. Que, la condición de defensas equivocadas de ambas actitudes, se cumprueba en la persistencia de la angustia enmascarada, ya con la modalidades propias de cada miasma. Así, el sifilítico, que ha optado por huir del enfrentamiento con la vida, se ve compulsado a seguir huyendo permanentemente: de su cama, de su casa, de la realidad (al enquistarse profundamente en los misteriosos meandros de la esquizofrenia catatónica) o, finalmente, de sí mismo en su paradojal suicidio al que llega huyendo de la muerte. En tanto que, el sycotico, creador de la grande mentira de su inmortalidad, teme que los demás no crean en las misma, piensa que, a pesar de sus trabajos por predominar, todos ven en

él al poca cosa que ha querido disfrazar y se vuelve desconfiado, suspicaz, sintiendose obligado a proteger su mentira haciendo de todos sus actos un secreto y, a la par, a aumentar sus mecanismos para logar que le crean cayendo, asi, en la reiteración obsesiva, hasta entrar, triunfalmente, en la esquizofrenia paranoide.

8. Que, desde el punto de vista energético, el marcado predominio, en las oscilaciones, de los valores negativos sera el determinante y sustento de la sifilis; en tanto que el desequilibrio hacia valores altamente positivos marcará el estado de sycosis.

9. Que, siendo ambas actitudes reaccionales adaptativas dirigidas a protegerse del medio o a imponerse a él, están en estrecha inerrelación dinámica con la respuesta del mismo. Así, por ejemplo, mientras el medio permita, al sifilítico, vivir en su hosco aislamiento, el mismo persistirá en él, sin mayores variaciones; pero, cuando el medio pretenda invadir su refugio, o sacarlo de él, recibirá toda la capacidad de agresión malvada, salvaje y ensanada del sifilítico incapaz de contener su odio; o bien, lo verá siderarse en violenta afección destructiva si reprime sus pulsiones. Esto en el caso de que la agresión del medio a su esquema sea violenta y el sujeto un sifilítico avanzado. Pero, si la oposición del medio a las pautas sifiliticas es menos brusca, pero constante y progresiva, y el sujeto un sifilítico poco estructurado, se lo verá pasar a un cuadro de temor, inquietud y variabilidad sintomatológica, clara *poussée psórica* que está signando la destrucción de su armadura y permite la reaparición de lo que, la misma, estaba ocultando. De esta crisis saldrá, o mas sifilítico que antes, o con netas actitudes sycoticas. No sirvíendole ya el miasma, primitivamente elegido para su defensa, en la intensidad empleada hasta el momento, solventa la crisis con un aumento de todos los mecanismos anteriores o con la prueba de la actitud contraria.

- Iguales posibilidades, de aumentar sus actitudes o de cambiar de miasma por el contrario, veremos en el sycotico ante un medio que no se pliega a sus fines.
- Una u otra actitude sera determinada por la persistencia del desequilibrio energetico primitivo o, despues de la crisis psorica, la inversion del predominio. Aclaracion importante de destacar por la posibilidad de que, la pintura mas arriba esbozada, puede interpretarse, erroneamente, por un criterio psicogenetico del miasma.

10. En cuanto a los *miasmas agudos*, vemos en ellos la resultante de la misma interacción miasma cronico-medio que venimos de describir, pero en menor escala. Son los *pequenos fracassos diarios de la actitud miasmática*, con su pequena crisis psórica y su solución sifilítica o sycotica, inscribiendose sobre el gran telón de fondo del miasma crónico.

Claro está que, también, puede tratarse del cambio importante y brusco de la relación medio-sujeto y cobrar caracteres de severa gravedad. Y, eventualidad no despreciable, pueden tratarse, de en un sujeto bien medicado, de positivas crisis exonerativas.

- Se ha arguido en contra de nuestro criterio de considerar al agudo como una coyuntura del crónico que, tratandose el mismo por lo general, de afecciónes con marcada tendencia exonerativa, su correcta solución deberia llevar anarejada uma mejoría del miasma crónico y no, solamente, su momentánea suspensión. Sin embargo, esto no es obligatorio, aunque algunas veces lo veamos, ya que la misión que los agudos cumplen habitualmente es la de descarga de una brusca acentuación del desequilibrio energético, solucionada la cual, todo vuelve a su anterior estado. En cambio, la prueba irrefutable de nuestra tesis es que, siempre, de un agudo suprimido terapéuticamente, o mal resuelto en forma espontánea por escasa vitalidad, emerge un miasma crónico agravado.

11. Que el concepto de miasma trasciende al de constitución o diátesis por la incorporación al mismo de la psiquis. Adelantándose así, el creador de la Homeopatía, a los postulados monistas (psique y soma como una sola y misma cosa) de las escuelas psícopatológicas modernas, con la diferencia fundamental de que, lo que en ellas es meramente teórico y especulativo, lo enuncia Hahnemann como una resultante de la mas rigurosa experimentación, por nascer el elemento (medicamento dinamizado) que le permite desencadenar dicha reacción unitaria en una neta relación causa-efecto (medicamento - sujeto sensible - sintomatologia similar), repitiendo la reacción en forma constante y voluntaria (patogenesia). Experimentación confirmada con la contraprueba clínica con la obtención de reacciónes curativas igualmente unitarias (desaparición de la sintomatología psíquica y somática bajo la excitación de un solo medicamento).

12. Que la forma en que cada persona vive, sea la angustia existencial básica (psora), sea las actitudes reacciónales antedichas (sífilis o sycosis) engendradas por la misma, es absolutamente individual e inédita, determinando la manifestación de la idiosincrasia del sujeto a través de una sintomatología psíquica y física propia.

13. Que la pertubación de la energía vital por otra energía similar (medicamento dinamizado) desencadena la puesta en vigencia de dicha sintomatologia idiosincrásica (patogenesia).

14. Que lograr la individualización de esa idiosincrásia permite al homeópata pesquisar el medicamento dinamizado capaz de solucionar dicha

pertubación de la energía por intermedio de la movilización de la Ley de Curación de Hering.

15. Que si bien dicha idiosincrásia se manifiesta con su mayor perfección en la sintomatología psíquica, el carácter de unidade e identidad de la reacción de adaptación, permite que se pueda realizar dicha individualización, en ausencia de un claro cuadro psíquico, por medio de la sintomatología original, llamativa, rara y característica hallada en lo somático.

16. Que la técnica de comprender e interpretar el conflicto afectivo instintivo profundo del enfermo no significa el tomar sintomas no expresados por el paciente sino que posibilita la elección, entre los mismos, de aquellos realmente constituyen el" S*índrome Mínimo de Valor Máximo*" que conduce al hallazgo del simillimum, simplificando la tarea del diagnóstico diferencial terapéutico.

17. Que la llamada Teoría Substitutiva, enunciada por Hahnemann como una posible explicación del modo de acción del medicamento dinamizado, parece tener que ser reemplazada por una Teoria Exaltativa que considera que, el mismo, dota a la *vis medicatrix naturae* de la capacidad de completar el esbozo curativo que insinúa.

18. Por último, debemos afirmar que, al ver el origen de toda enfermedad, en la angustia existencial engendrada por el conflicto entre el instinto de eternidad del hombre y la amenaza, que la muerte significa, de que dicho instinto sólo sea una ilusión, el enfoque metafisico de la Medicina es; para nosotros, la única clave sin contradicciónes para la real y profunda comprensión de la enfermedad humana. Coincidimos, pues, plenamente, con los tres mayores exponentes de la Doctrina Hahnemanniana, Kent, Allen y Ghatak, en ver, en el primitivo rechazo del hombre del armónico plan para el establecido por su Creador, la causa del compromiso actual de su libre albedrío que le impide su inteligente reintegro a la Ley Natural. El simillimum, al restablecer el equilibrio energetico, le devuelve" al espíritu dotado de razón que habita el organismo" , como dice Hahnemann en el parágrafo 9 de su Organon," ese instrumento vivo y sano" para que pueda utilizarlo" libremente" para alcanzar el fin elevado de su existencia, es decir, su evolución trascendente que, por intermedio del Conocimiento, de la Sabiduría, le devolverá la Paz perdida, en el ejercicio maduro de la Caridad.

3.12 Rajan Sankaran

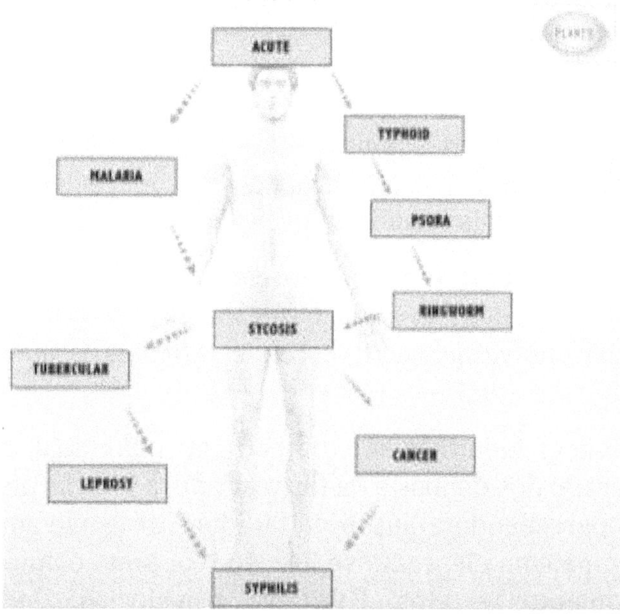

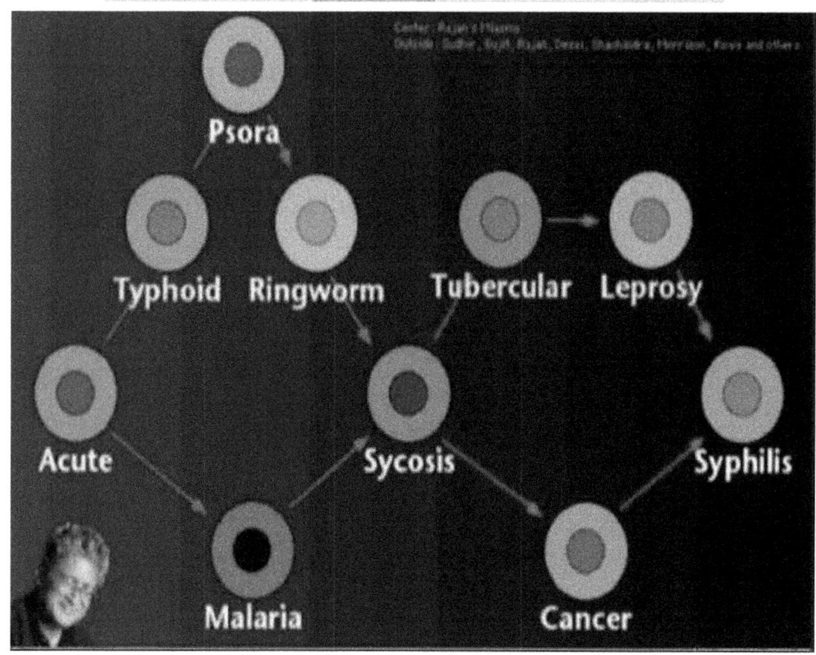

GEHSH - Fundamentos da Homeopatia - 2000.

Resumo

- O homem é uma unidade espiritual, psíquica e biológica, animada por um dinamismo vital que permeia todo o ser dando-lhe vida e mantendo as partes em funcionamento harmônico ou desarmônico. Vive em interação constante com o meio físico, psicológico, de relações inter-pessoais e espirituais, mais ou menos inconscientes.

- Cada indivíduo tem uma origem metafísica comum, na condição de homem caído, herdeiro do *carma* coletivo, e uma história individual que transcende os limites de sua existência temporal e atual. (Cf. Aurora. Jacob Bohme).

- O homem identifica-se com seu ego individual, que sente separado dos demais e da força criadora que lhe deu origem. Não percebendo a ilusão de tal idéia, dirige-se ao mundo e interage com ele, como se fosse o real dono e autor de seus sentimentos e atos. Este ego psicológico, iludido pela ignorância espiritual, dirigindo a vontade e o desejo para uma direção equivocada, é o único muro que o separa da Vida Divina. A não realização dos seus desejos egocêntricos é a causa real de seu sofrimento imaginário.

- Herdeiro da suscetibilidade comum, condição psórica da raça humana, no estágio atual de seu desenvolvimento, desenvolve, por sua idiossincrasia, suas potencialidades miasmáticas que se concretizam nas variadas entidades clínicas ao longo de sua existência corporal.

- A verdadeira cura de sua enfermidade implica no desaparecimento de suas doenças, na acalmia de sua atividade miasmática e no despertar de sua consciência espiritual. Menos que isto é mera supressão e aparências de cura.

- A homeopatia miasmática leva em consideração todos os aspectos do desequilíbrio vital que se expressa por sintomas ao longo da história biopatográfica, identificando os modos reativos próprios de cada miasma, seus modos evolutivos e suas expressões clínicas. A homeopatia não miasmática só considera a sintomatologia dos quadros clínicos atuais. Mas, a cura do homem implica em algo mais do que o desaparecimento dos quadros clínicos atuais e de suas diáteses mórbidas. A cura do homem implica no resgate de sua condição primordial de homem espiritual. Este resgaste começa quando o homem submete sua vontade à vontade divina, abandonando a idéia ilusória de um ego separado e abandonando-se a si e a sua existência à influência redentora da Graça, iniciando desta forma o caminho de volta de onde caiu, seu segundo nascimento.

4: Indicadores dos estados miasmáticos

- O *diagnóstico do estado miasmático* se dá quando há 5 indicadores presentes, em, pelo menos, 3 grupos diferentes: antecedentes, estado mental, sensações, modalidades e manifestações gerais, particulares e clínicas .

4.1 Indicadores da Psora

1. *Etiologia e antecedentes:* Supressões de manifestações cutâneas (ex. asma que aparece após supressão de eczena). Situações de *Stress*. Sedentarismo. Excessos e erros de dieta. Conflitos e perdas afetivas. Pena. fatores de alergia: contacto com alergenos. Manifestações psóricas anteriores.
2. *Estado mental* agudo, hiperativo, sensível, inquieto, variável, alternante, ansioso, antecipado, apressado, pouco ordenado. Ofende-se fácil. O psórico apenas sofre; quando reage o faz de forma defensiva e nunca ofensiva e agressiva. No delírio o psórico fala de muitas coisas, não lhe faltam temas ou palavras. Timidez. Minusvalia. Insegurança. Temor da morte. Carência. Abandono. Nostalgia. Mortificação. Etc. Enfim, tudo que indique carência, minusvalia e sofrimento sem referência ao meio ou referente ao meio. O núcleo da mentalidade psórica é a *ansiedade*: os medos são ansiosos, a tristeza é ansiosa, a inquietação é ansiosa. Os sentimentos podem ser no sentido positivo ou negativo, mas nunca destrutivos. Medo da morte ou que sua doença seja incurável, não tem esperanças. O que dá a nota miasmática ao sentimento é sua intencionalidade e persistência. Na Psora predomina a *variabilidade* e a *não intenção de dominar ou destruir*. Busca integração, *adaptação*, ser aceito. Há um grande número de sensações gerais e localizadas. Sentidos hiperativos. Memória ativa. Tendência a filosofar, introspecção e fuga na religião.
3. *Sensações* de queimação, prurido, dores nevrálgicas. Gosto adocicado, insípido ou de queimado na boca. Sensação de fadiga, cansaço mental, stress. Sonolência pos-pandrial.
4. *Modalidades*: *Agrava por*: frio, secura, lua cheia, lua nova, movimento, em pé, entre 6 e 18 horas. *Melhora por*: calor, umidade, repouso, transpiração, descargas.

5. *Manifestações gerais e particulares*: Alterações sempre funcionais, nunca lesionais, em todos os sistemas orgânicos.

- Alternâncias de sintomas de um emunctório para outro. Melhoria pelas descargas e pela transpiração. Vermelhidão das mucosas. Diversas alterações na pele, pruriginosas. *Metástases mórbidas*: maus efeitos da supressão de uma manifestação mórbida. É a psora reprimida (*rentrée*) e caracteriza-se por um aprofundamento dos transtornos.
- Manifestações alérgicas de todos os tipos. Tendência aos resfriados. Distúrbios da termoregulação. Intolerância ao calor ou ao frio. Febres altas.
- Fome insaciável. Desejo de doces e ácidos.
- Mau cheiro das secreções.
- Tendência a verminoses.

4.2 Indicadores da Sycosis

1. *Etiologia e antecedentes:* Consequências de vacinações, sobretudo antivaríola, de infecções gonocócicas ou de qualquer processo mórbido repetido e rebelde. Supressões. Numerosos fatores sicotizantes perturbam as funções de defesa: agressões diretas pelas vacinações, corticoterapia prolongada; agressões indiretas pelo uso abusivo de antibióticos, infecçoes prolongadas. (paludismo, amebíase, salmonelose, micoses, formação de focos infecciosos, etc.). Fatores atuantes no metabolismo hídrico: medicamentos, desequilíbrios hormonais, traumatismos, ambientes úmidos. *Antecedentes*: predisposições mórbidas diversas, mais caracterizadas pela lentidão e cronicidade. O modo sicótico desenvolve-se mais nos brevilíneos (enveloppés), ditos carbônicos, mas sem exclusividade.

2. *Estado mental*: Mente perversa. Egoísmo, egocentrismo, egolatria. Irritabilidade, cólera, agressividade, maldade, crueldade. Tendência a dominar o outro, ditador, intolerante à contradição. Desconfiança, ocultamento, ansiedades persecutórias. Conduta imoral, viola as leis sociais, *manipula o meio* para fins egoístas. Desejo de vencer. Ambicioso. Ativida ordenada, planejada, obsessiva, persistente, constante. Repetitivo, revisionista, desconfia de si prórpio.

Mentiroso, mau-caráter, enganador, charlatão. Fuga na ocupação. Pode ser gracioso, divertido, astuto, sarcástico, dissimulado. *Memória fraca*, principalmente para nomes. Estados depressivos, ruminantes. Abuso do pronome Eu.

3. *Sensações*: Dores articulares, piores pela umidade e melhores por movimento.
4. *Modalidades*: *Agrava por*: umidade, mar, entre 18 e 21horas. *Melhora por:* calor, secura, movimento, movimento lento, comidas e bebidas quentes.
5. *Manifestações gerais e particulares*: Fome variável. Desejo de ácidos e estimulantes. Febra alta paroxística. Palidez, em ausência de anemia. Pele e transpiração oleosa.

- Tendência a retenção hídrica, proliferações tissulares, hiperplasias.
- Catarros de todos os tipos. Derrames de todos os tipos.
- Infecções recidivantes, persistentes, evoluindo para a cronicidade, afetando principalmente as mucosas da rino-faringe e uro-genitais. Sinusites crônicas. Infecções de recuperação difícil.
- Manifestações osteo-articulares: sub-agudas, recidivantes e/ou crônicas, de tipo artrose, afetando os ligamentos, tendões, etc. Dores que pioram com as mudanças do tempo.
- Tendência lesional produtiva. Tumores benignos, verrugas, condilomas. Acnes.

4.3 Indicadores da Syphillis

1. *Etiologia e antecedentes:* Sífilis congênita ou adquirida. Biotipo distrófico. Antecedentes a) pessoais: convulsões antes dos 6 meses de idade, insônia infantil, rinogaringes agudas e crônicas com hipertrofia amigdaliana e adenopatias duras; dores do crescimento, exostoses, especialmente da tíbia. b) familiais distróficos.
2. *Estado mental*: Imbecilidade. Inatividade mental. Retardo mental. Atividade desordenada. Estados depressivos de desinteresse, apatia, indiferença, isolamento, suicídio. Fuga no *isolamento*. Estados psicóticos graves. Medo da noite.

Amnésia. Abuso de alcóol e drogas. Defesas de *destruição* do meio. Transgride as normas. *Patologia neuro-psíquica:* retardo no andar e na fala; insônias; cefaléias noturnas, do por do sol até o nascer do sol, com dores ósseas profundas; neurites, paralisias localizadas; tremores; crises noturnas de epilepsia; distúrbios do comportamento - fugas, tendências anti-sociais, toxicomanias, dificuldades escolares, deliquência, marginalidade; neuroses e psicoses de tipo depressivo com tendência ao suicídio ou de excitação maníaca.

3. *Sensações*: pobreza de sensações. As erupções sifilíticas não são pruriginosas. Dores ósseas que agravam à noite. Dores lancinantes, terebrantes. Dor mortal.
4. *Modalidades*: *Agrava por*: frio e calor extremos, mar, sol, movimento, descargas, transpiração não alivia, entre 21 e 03 horas. *Melhora por:* secura, ar livre, vento, montanha. Desejo de lavar as mãos constantemente.
5. *Manifestações gerais e particulares*: Hemorragias. Eliminações pútridas. Ulcerações. Lesões destrutivas. Os estados sifilíticos caracterizam-se pela perversão, degeneração, involução. Febre não alta, insidiosa, com prostração.

- Fome diminúida ou exagerada. Desejos indefinidos. Desejo de bebidas e comidas frias. Aversão à carne.
- Patologia cardio-vascular: como a sífilis, o luetismo ama as artérias - arterites, aortites, coronarites - aneurismas arteriais, estases venosas. As consequências são tecidos privados de circulação, obstrução, esclerose.
- Patologia ósteo-articular: inflamações ósseas simples, exostoses, deformações, cáries. Artrose. Assimetrias morfológicas.
- Patologia cutâneo-mucosa: a) inflamação com hipertrofia reacional, sub-aguda e crônica, com adenopatias satélites enduradas e indolentes da esfera da ORL ou uro-genital. b) tendência ulcerativa ou fistulosa na esfera uro-genital, ano-

retal ou cutânea. c) tendência a esclerose cutânea - quelóides; retrações tendinosas; endurações. Etc.

- Patologia linfo-ganglionar: inflamações com hipertrofia reacional e depois esclerose, conferindo um caráter de enduração e indolência às adenites e adenopatias satélites das mucosas e da pele, assim como das glândulas vasculares (tireóide, parótidas, próstata).

Observações:

- *O biotipo fluórico*: É um *biotipo anormal*: normolíneo, brevilíneo ou longilíneo apresentando *anomalias do desenvolvimento* de diversos tecidos ou órgãos (mal-formações, assimetrias, deformações, etc.) e um *comportamenteo psico-afetivo instável e imprevisível* e *predisposições mórbidas neuro-psíquicas.* (psicoses, demências, retardos intelectuais). As anomalias são atribuídas tradicionalmente à sífilis direta, congênita e hereditária, mas hoje há uma tendência a atribuir fatores genéticos de origem desconhecida. Os modos psóricos e sicóticos não estão ligados a biotipos exclusivos. O modo tuberculínico está ligado eletivamente ao tipo longilíneo, enquanto o modo luético parece estar indissociável de um biotipo anormal.
- *Modo reativo:* Não se pode compreender o modo reacional luético sem estudar a fisiopatologia de sua doença modelo, a sífilis. Do mesmo modo, o modo luético traduz, por uma anarquia reacional, as lacunas funcionais de seu terreno distrófico, que vai revelar ou agravar sua tendência geral de reagir aos fatores patógenos, exógenos ou endógenos, que parece ser incapaz de destruir ou eliminar. Predisposições mórbidas a toda uma patologia neuro-psíquica, osteo-articular e cardio-vascular Predisposição reacional à anarquia que torna seu comportamento imprevisível no plano a) psíquico, dominado pela agitação, instabilidade e anarquia, implicando numa falta de adaptação familiar e social e b) ambiental, marcado por sua agravação noturna, à beira mar e melhoria na montanha.

4.4 Indicadores do Tuberculinismo

- O tuberculinismo pode ser considerado como uma associação miasmática. Cada um dos seus sintomas corresponde a um estado miasmático descrito por Hahnemann.

1. *Etiologia e antecedentes:* Todo fator patógeno que *acelera o metabolismo e o catabolismo* celular. a) contaminação tuberculosa direta ou indireta. Vacinação BCG. b) doenças consideradas anergizantes: rubéola, coqueluche, assim como, hepatite viral ou mononucleose infecciosa, sobretudo com comprometimento hepático. c) toda agressão ao sistema de defesa como vacinações repetidas, antibioticoterapia, etc. Estes fatores não são exclusivamente sicóticos, mas revelam a tendência diatésica dominante do indivíduo.Fatores *higienico dietéticos*: a) regimes, dietas de emagrecimento, anorexígeno. b) fatores de congestão venosa: sedentarismo, posição em pé prolongada, etc. *Fatores psicológicos*: a) choques afetivos, que revelam a hipersensibilidade constitucional com instabilidade afetiva: a versatilidade de pulsatila, a ciclotimia de ignatia, a instabilidade de phosphorus, as crises da adolescência ou a anorexia mental de natrum muriaticum. b) o excesso intelectual revelando a fatigabilidade psíquica de calcarea phosphorica, kali phosphoricum ou natrum muriaticum, até a indiferença neurastênica de phosphoric acidum.
2. *Estado mental*: hiperlabilidade neurovegetativa, hipersensibilidade nervosa, com astenia e fatigabilidade. Instabilidade emocional, ciclotimia, variabilidade do humor, cansaço mental. Não está ansioso sobre sua doença. Sempre com esperança na recuperação. Medo de cachorro. Variabilidade de sintomas. Desejo de mudança.
3. *Manifestações gerais e particulares*: *Fase inicial*: marcada por uma instabilidade reacional neurovegetativa e *humoral* de expressão digestiva - intolerâncias alimentares, ditas crises de fígado, com náuseas, vômitos, enxaquecas, enterites; circulatórias - palpitações; térmicas - crises febris de origem desconhecida; genital - dismenorréia funcional, menstruação irregular, etc. Esta hiperlabilidade neurovegetativa

constitucional é a origem de um sinal característico do tuberculínico, a *variabilidade dos sintomas*, físicos ou psíquicos, bem diferentes da alternância psórica. *Fase de inflamação*: das mucosas e serosas revelando inflamações tuberculínicas febris ou sub-febris, recidivantes, persistentes, com corrimentos pouco irritantes da rino-faringe, pulmonares ou genito-urinários. *Fase de desmineralização*: emagrecimento com apetite normal ou aumentado, desidratação, constipação, astenia, perturbação dos fâneros, indicando um distúrbio maior da assimilação. O modo reacional tuberculínico é patológico, assim com o modo sicótico, e se dá eletivamente no biotipo longilíneo de instabilidade nervosa, denominado fosfórico, sulfúrico magro ou fósforo-fluórico.

- *Tipo sensível tuberculínico*: a) hiper-labilidade neurovegetativa, com astenia e fatigabilidade. b) friolência com intolerância à falta de ar, tipo *pulsatila*. c) instabilidade térmica e circulatória: crises febris inexplicadas (*ferr-p*); alternâncias de palidez e rubor (*ferrum*); congestão venosa periférica (*pulsatila*); epistaxe (*phos*); má reação ao calor e frio (*nat-m., puls., sil.*) Lembrar que o tuberculínico é um jovem: criança, adolescente ou adulto jovem, de biotipo longilíneo, fosfórico, sulfúrico ou fosfo-fluórico, mas sem exclusividade.
- Eliminações mucosas e serosas. Muco abundante. Predominância de sintomas no aparelho respiratório.
- Tendência febril. Tendência a resfriar-se.
- Congestão venosa periférica, acrocianose. Desejo de ar fresco.
- A friosidade. A constipação.
- O emagrecimento, a desidratação, a descalcificação. Come bem e emagrece.
- A desmineralização celular e suas consequências.

4.5 Indicadores do Cancerinismo

- Leon Vannier identificou a existência de mais um estado miasmático que denominou de cancerinismo, consequente da continuada ação das noxas. No cancerinismo predomina a desagregação. Não é a ação conjunta dos 3 miasmas, mas o resultado final da patologia.

Medicamentos miasmáticos

Antipsóricos

ABROT ACET.AC acon adlu aesc aeth aethi.a AGAR agn ail alco allox aln ALOE ALUM alumn AM.C AM.M AMBR amyg ANAC anag Anan Ang anh ANT.C Ant.t anthraco APIS Aran arg.i Arg.m ARG.N arist.cl arn ARS Ars.br ARS.I ars.met Ars.s.f Asaf asar asc.t asim aspar aster astra.e AUR aur.ar aur.br aur.i AUR.M Aur.m.n aur.s Bac bad bapt BAR.C bar.m BELL BENZ.AC BERB berb.a beryl bism BOR bor.ac bov brom Bry BUFO buni.o cadm.met calad CALC Calc.a CALC.AR calc.br calc.f calc.i CALC.P Calc.s Calc.sil calo camph cann.i cann.s canth CAPS Carb.ac CARB.AN CARB.V Carbn.s Carc cast cast.eq caul CAUST cean cedr cham Chel chim Chin chin.ar chr.o cic cimic cina cinnb CIST CLEM cob.n COC.C coca cocc coch coff colch COLOC CON convo.s cop cor.r cortiso cory croc Crot.c CROT.H CROT.T cub cund CUPR Cupr.a cupr.s Cycl cyna daph des.ac DIG dor dros DULC echi epig erech erig ery.a eryth eucal eup.pur EUPH euph.cy euph.l euph.pi euphr fago FERR ferr.ar ferr.i ferr.ma FERR.P FL.AC flav franc galph gamb gels gnaph GRAPH GUAJ guat halo ham harp hecla hell helon HEP hip.ac hippoz hir hist hydr hydr.ac hydrc hyos hypoth iber ign influ IOD ip iris jac jac.c jatr jug.r kali.ar KALI.BI kali.br KALI.C kali.chl KALI.I kali.m KALI.N KALI.P KALI.S Kalm kreos kres LAC.C lac.d LACH Laur LED levo lil.t lith.c Lob LYC m.arct m.aust MAG.C MAG.M mag.p mag.s maland mand MANG Med MERC merc.aur merc.br Merc.c merc.cy merc.d Merc.i.f Merc.i.r merc.sul MEZ mill mim.p morph mosch MUR.AC murx naja NAT.AR NAT.C NAT.M nat.p NAT.S nep nicc NIT.AC nux.v oci.s okou Ol.j ol.sant olnd onop op orig orig.v osm Pall palo par paraph pareir ped penic perh pers PETR petros PH.AC phenob PHOS PHYS Phyt pic.ac pilo pip.n pitu plan PLAT plat.m PLB plb.a plb.n pneu podo prot prun PSOR Puls pyrar PYROG ran.b rat rauw reser rheum rhod rhus.g rhus.t rib.ac rumx ruta sabad sabin sacch.l samb sang sanic saroth sarr SARS SEC SEL senec seneg SEP SIL spig spong squil STANN STAPH stict Still stram stront.c strych.g SUL.AC sul.i SULPH syc SYPH tab tarax TARENT tell ter teucr thala THER thiop thuj thymol thyr trif.p trios TUB tub.r ulm uran.n vac ven.m verat vib viol.t visc xan ZINC zing ziz

Antisicóticos

acet.ac adlu aesc Agar agn alum alumn am.c am.m anac ANAN ang ant.c ant.t Anthraco Apis ARAN ARG.M ARG.N arist.cl arn ARS ARS.I asaf asar asim aspar ASTER aur Aur.m Aur.m.n BAC Bar.c bar.m BENZ.AC BERB berb.a bism bor bov brom bry bufo calad Calc CALC.AR calc.p cann.i cann.s canth caps carb.ac carb.an carb.v carbn.s carc cast cast.eq caul CAUST cedr cham chim chin cic cimic cinnb cist CLEM cob.n coc.c cocc coch COLCH coloc con cop croc crot.h crot.t cub cupr.a cycl cyna dig dor DULC epig erech erig ery.a eup.pur euph euph.pi euphr fago Ferr ferr.p ferr.i FL.AC flav gamb gels gnaph Graph GUAJ guat helon hep hydr influ IOD KALI.BI KALI.C KALI.I kali.m kali.n KALI.S kalm kreos kres lac.c Lach lil.t lith.c LYC MAG.C MAG.M MAG.P Mang MED merc Merc.c merc.d Merc.sul MEZ mill mosch MUR.AC murx NAT.AR NAT.C NAT.M Nat.p NAT.S NIT.AC nux.v ol.j orig orig.v pall pareir penic petr petros PH.AC PHOS Phyt pic.ac pip.n plan PLAT plb pneu prot prun PSOR puls PYROG rat rauw rhus.t sabad sabin sacch.l sanic sarr SARS Sec Sel senec seneg SEP SIL spig STAPH still stram stront.c sul.i Sulph syc tab tell ter THUJ thyr TUB uran.n vac ven.m vib zing

Antisifilíticos

acon aeth aethi.a agn ail allox aln am.c anac Anag ANAN Ang ant.c Ant.t Apis arg.i arg.m arg.n arn Ars Ars.br ARS.I ars.met Ars.s.f ASAF asar Asc.t astra.e AUR aur.ar aur.br aur.i AUR.M AUR.M.N aur.s BAD bapt bell benz.ac berb berb.a buni.o cadm.met calc CALC.AR calc.br Calc.f Calc.i Calc.s Calo Carb.an carb.v carbn.s Caust Cean Chim chin.ar chr.o Cinnb Cist clem cob.n Colch Con convo.s cop cor.r cory crot.h cund cupr cupr.s daph echi ery.a eryth eucal euph ferr ferr.i ferr.p FL.AC franc gels Graph GUAJ ham hecla HEP hip.ac Hippoz hir hydr hydrc iber Iod Iris Jac jac.c jatr jug.r Kali.ar KALI.BI kali.br KALI.C Kali.chl KALI.I Kali.m kali.p KALI.S Kalm Kreos Lac.c lac.d LACH LAUR Led lith.c LYC maland MERC merc.aur merc.br MERC.C merc.cy Merc.d MERC.I.F MERC.I.R Mez mill nep NIT.AC nux.v ol.sant osm penic perh petr petros Ph.ac Phos PHYT pilo pitu plat plat.m psor puls pyrar reser rhod rhus.g Sabad Sang SARS sec sel Sep SIL spong STAPH stict STILL strych.g Sul.i Sulph SYPH ter thala thiop Thuj thymol Thyr TUB ulm vac Viol.t xan ziz

Trimiasmáticos – Repertorização das Rubricas Gerais dos 3 Miasmas.

1.PSORA. antipsoric medicines 370r
2.SYCOSIS. Sicose. antisycotic medicines . 201r
3.SYPHILLIS. Sifilis. antisyphilitic medicines 179r

Sintomas 1 2 3 St/Pts
1. tub 5 5 5 03/015
2. ars.i 5 5 3 03/013
3. nit.ac 4 5 4 03/013
4. sil 5 5 3 03/013
5. ars 5 5 2 03/012
6. calc.ar 4 4 4 03/012
7. iod 5 5 2 03/012
8. kali.bi 4 4 4 03/012
9. kali.c 4 4 4 03/012
10.kali.i 4 4 4 03/012
11.lach 5 2 5 03/012
12.lyc 4 4 4 03/012
13.sep 5 5 2 03/012
14.staph 4 4 4 0 3/012
15.hep 5 1 5 03/011
16.psor 5 5 1 03/011
17.aur.m 4 2 4 03/010
18.fl.ac 4 3 3 03/010
19.mez 3 5 2 03/010
20.phos 4 4 2 03/010
21.aur 4 1 4 03/009
22.caust 3 4 2 03/009
23.guaj 3 3 3 03/009
24.kali.s 3 3 3 03/009
25.merc 3 1 5 03/009
26.sars 3 3 3 03/009
27.sulph 5 2 2 03/009
28.anan 2 3 3 03/008
29.apis 4 2 2 03/008
30.graph 4 2 2 03/008
31.ph.ac 3 3 2 03/008
32.thuj 1 5 2 03/008
33.arg.n 3 3 1 03/007
34.aur.m.n 2 2 3 03/007
35.benz.ac 3 3 1 03/007
36.berb 3 3 1 03/007
37.calc 4 2 1 03/007
38.carb.an 4 1 2 03/007
39.clem 3 3 1 03/007
40.con 4 1 2 03/007
41.lac.c 4 1 2 03/007
42.merc.c 2 2 3 03/007
43.phyt 2 2 3 03/007
44.plat 3 3 1 03/007
45.sel 4 2 1 03/007

Sintomas 1 2 3 St/Pts
46.arg.m 2 3 1 03/006
47.asaf 2 1 3 03/006
48.carb.v 4 1 1 03/006
49.cist 3 1 2 03/006
50.colch 1 3 2 03/006
51.crot.h 4 1 1 03/006
52.ferr 3 2 1 03/006
53.sec 3 2 1 03/006
54.still 2 1 3 03/006
55.am.c 3 1 1 03/005
56.anac 3 1 1 03/005
57.ang 2 1 2 03/005
58.ant.c 3 1 1 03/005
59.ant.t 2 1 2 03/005
60.euph 3 1 1 03/005
61.kalm 2 1 2 03/005
62.petr 3 1 1 03/005
63.carbn.s 2 1 1 03/004
64.chim 1 1 2 03/004
65.cinnb 1 1 2 03/004
66.kali.m 1 1 2 03/004
67.kreos 1 1 2 03/004
68.merc.d 1 1 2 03/004
69.puls 2 1 1 03/004
70.sabad 1 1 2 03/004
71.sul.i 1 1 2 03/004
72.thyr 1 1 2 03/004
73.agn 1 1 1 03/003
74.arn 1 1 1 03/003
75.asar 1 1 1 03/003
76.berb.a 1 1 1 03/003
77.cob.n 1 1 1 03/003
78.cop 1 1 1 03/003
79.ery.a 1 1 1 03/003
80.gels 1 1 1 03/003
81.hydr 1 1 1 03/003
82.lith.c 1 1 1 03/003
83.mill 1 1 1 03/003
84.nux.v 1 1 1 03/003
85.penic 1 1 1 03/003
86.petros 1 1 1 03/003
87.ter 1 1 1 03/003
88.vac 1 1 1 03/003

4: Semiologia Sistêmica

- Ver, na ordem cronológica, os livros de Scholten, Sankaran, Mangialavori e outros autores contemporêneos.

5: Semiologia Sutil

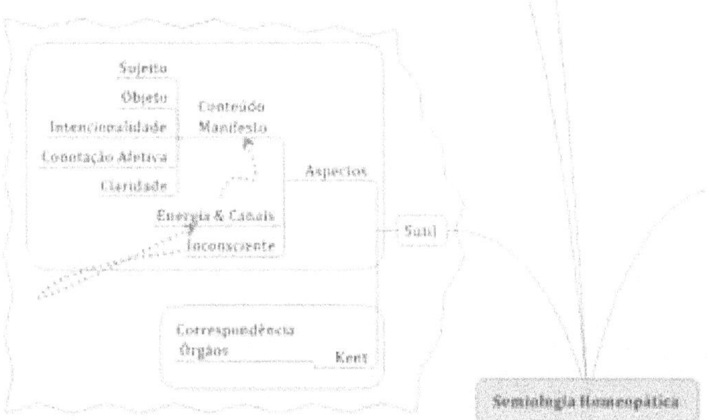

Quando a Mente se dirige a um objeto (conteúdo manifesto) ela o faz movido por uma energia que circula pelos canais e centros e, por sua vez a energia surge das camadas mais profundas da Consciência – a região do Inconsciente e seus arquétipos, pulsões, complexos e registros das experiências pregressas.

As Formações Mentais são o CONTEÚDO MANIFESTO – o campo de observação da Fenomenologia. As Energias e seus Canais e as Sementes da Consciência Armazenadora são os três aspectos do Corpo Sutil.

Um aspecto da Semiologia é perceber os movimentos sutis das energias subjacentes ás formações mentais e aos sintomas.

Na análise fenomenológica dos sintomas observamos os 5 aspectos que ocorrem simultaneamente na" consciência do objeto" – cisão sujeito-objeto.

1. A subjetividade – o eu.
2. O objeto. (o que surge como conteúdo na consciência);
3. A intencionalidade. (a relação do ego com o objeto)
4. A claridade e extensão do Campo da Consciência. (Clareza, obnubilação ou coma).
5. A Conotação Afetiva.

Subjacente à fenomenologia da consciência em sua polaridade eu-objeto estão as ENERGIAS dos 5 elementos que movem os conteúdos da consciência.

Por sua vez, estas energias estão relacionadas com camadas mais profundas da consciência e correspondem a aspectos das" sementes raízes" das formações mentais conscientes. Kent sugere este nível como CORRESPONDÊNCIAS ENTRE OS ÓRGÂOS.

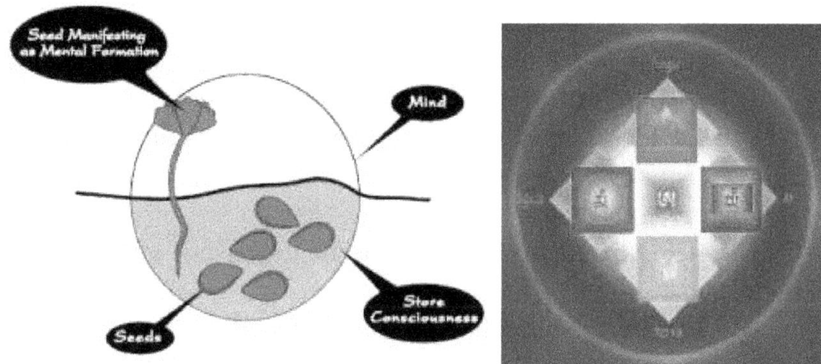

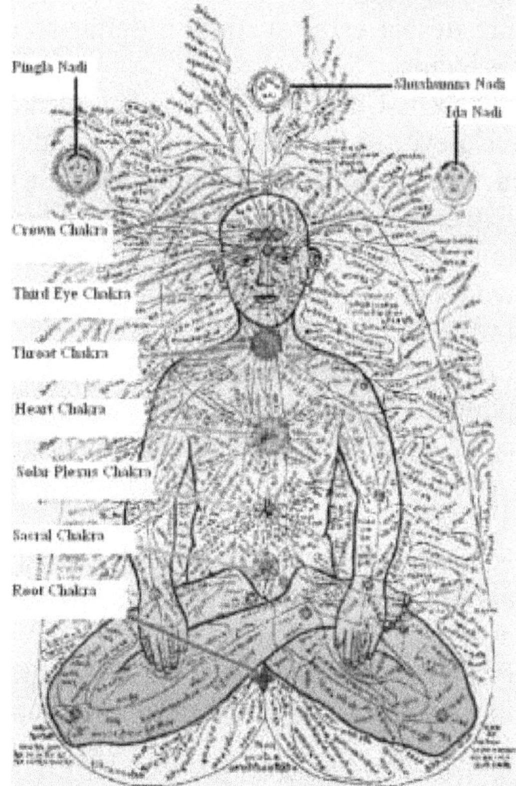

5.1 Percepção dos aspectos Sutis

O Reconhecimento dos Aspectos Sutis do Conteúdo Manifesto dos Sintomas exige uma preparação e treinamento da Percepção. O Médico deve estar no segundo ponto de observação – o Awareness e Identificar os diversos aspectos.

Treine a percepção destes elementos nos seguintes sintomas de SEPIA.

---

1. Alle ihre Übel stellen sich ihrem Gemüthe in sehr traurigem Lichte dar, so dass sie zagt
   a. All her troubles present themselves in a very sad light to her mind, so that she is despondent. Hah. 10.
   b. Todos os seus problemas aparecem em sua mente sob uma luz muito sombria, por isso ela está temerosa.
2. Sie wünscht allein zu seyn und zu liegen mit geschlossenen Augen
   a. She wishes to be by herself and to lie with closed eyes. Hah. 18.
   b. Ele deseja estar sozinha e deitar-se com os olhos fechados.
3. Höchster Lebens-Überdruss; es war ihm, als könne er ein so elendes Daseyn nicht länger ertragen, und als müsse er vergehen, wenn er sich nicht entleibte. (n. 24 St.)
   a. Extreme loathing of life; he left as if he could not any longer bear this miserable existence, and as if he would pine away unless he made away with himself (aft. 24 h.). Hah. 31.
   b. Extrema repugnância à vida ele sente como se não pudesse mais suportar sua **existência miserável**, como se ele fosse se definhar a menos que se suicide
4. Von Ärger so aufgeregt, dass sie einen Schlagfluss befürchtet, wobei ihr schwarz vor den Augen wird.
   a. From vexation, she is so excited that she fears an apoplectic fit, and everything turns black before her eyes. Hah. 51.
   b. Por contrariedades, ela está tão excitada que teme um ataque cerebral, e tudo se torna negro diante de seus olhos.

5. Er denkt Dinge, die er nicht denken will, spricht in Ausdrücken, die er selbst besser weiss, nimmt sich zu thun vor, was wider seine Absicht ist, und befindet sich so mit sich selbst im Widerstreite und daher in sehr unangenehmer, unruhiger Stimmung. (n. 24 St.)
   a. He thinks, what he does not wish to think, uses expressions which he himself knows are incorrect; he resolves to do what is against his intention, and is thus in conflict with himself and, therefore, in a disagreeable, restless mood (aft. 24 h.). Hah. 68.
   b. *Ele pensa o que não quer pensar, usa expressões sabendo que estão incorretas; resolve fazer algo contrariando suas intenções, e em conflito com ele mesmo, por essa razão possui um temperamento inquieto e desagradável.*
6. If he shuts his eyes while awake at night, he has immediately many fanciful pictures in the imagination, passing off again when opening the eyes, [e.1]. Allen, 15.
   a. Se ele fecha os olhos enquanto acordada á noite, surgem muitas imagens fantasiosas na imaginação, desaparecem quando abre os olhos.

Mind Symptoms

1. Niedergeschlagen, traurig.
    a. Dejected, sad.
2. Traurig, vorzüglich Abends.
    a. Sad, especially in the evening.
3. Traurig und betrübt, am meisten beim Gehen im Freien.
    a. Sad and troubled, most of all when walking in the open air.
4. Sehr traurig, mit ungewöhnlicher Mattigkeit.
    a. Very sad with unusual weariness.
5. Traurig über ihre Gesundheit.
    a. Sad about her health.
6. Trübe Vorstellungen über seine Krankheit, auf die Zukunft.
    a. Troubled thoughts about his disease and about the future.
7. Schwermüthig, besonders früh.
    a. Melancholy, especially in the morning.
8. Bekümmert über ihre Gesundheit, ängstlich, gereizt und sehr schwach.
    a. Troubled about her health, anxious, irritated and very weak.
9. Sie macht sich lauter kummervolle Gedanken über ihre Gesundheit, wähnt die Auszehrung zu bekommen und bald zu sterben.
    a. She has none but troubled thoughts about her health, thinks she is getting the consumption and will die soon.
10. Alle ihre Übel stellen sich ihrem Gemüthe in sehr traurigem Lichte dar, so dass sie zagt.
    a. All her troubles present themselves in a very sad light to her mind, so that she is despondent.
11. Wenn er an die vergangenen Übel nur denkt, wird gleich der Puls schneller und der Athem vergeht ihm.
    a. If he only thinks of his past troubles, his pulse is quickened and his breath fails him.
12. Grosse Traurigkeit und öftere Anfälle von Weinen, was sie kaum unterdrücken konnte.
    a. Great sadness and frequent fits of weeping, which she could hardly suppress.
13. Weinerlich.
    a. Lachrymose.
14. Reizbar weinerlich.

   a. Irritably lachrymose.
15. Sie hätte vor Unmuth über Alles weinen mögen, ohne Ursache.
    a. She might have wept for displeasure at everything, without cause.
16. Trübsinn; sie fühlt sich unglücklich, ohne Veranlassung.
    a. Melancholy, she feels unhappy without cause.
17. Menschenscheu.
    a. Dread of men.
18. Sie wünscht allein zu seyn und zu liegen mit geschlossenen Augen.
    a. She wishes to be by herself and to lie with closed eyes.
19. Er darf keinen Augenblick allein seyn.
    a. He must not be alone for a moment.
20. Besorgt und ängstlich, mit Verdriesslichkeit.
    a. Solicitous and anxious, with peevishness.
21. Bängliches Zittern, mit kaltem Schweiss an der Stirn.
    a. Apprehensive trembling, with cold sweat on the forehead.
22. Beängstigung, in Anfällen.
    a. Anxiety, in fits.
23. Arge Angst im Geblüte.
    a. Intense anguish in the blood.
24. Ängstlichkeit, Bänglichkeit, zu manchen Zeiten.
    a. Anxiety, apprehension, at various times.
25. Ängstlich, gegen Abend.
    a. Anxious, toward evening.
26. Ängstlichkeit, Abends, sie wird ganz roth im Gesichte, und so wechseln die Hitz-Schauer von Zeit zu Zeit.
    a. Anxiety in the evening, she becomes quite red in the face, and the flushes of heat keep alternating from time to time.
27. Grosse innere Unruhe, viele Tage lang, mit Hastigkeit; er möchte gleich beim Anfange schon mit der Arbeit fertig seyn.
    a. Great internal restlessness, for many days, with hastiness; he wants to be done with his work even as he begins it.
28. Unruhig und unheiter, viele Tage; mit traurigen Erinnerungen beschäftigt, ängstlich, hat sie nicht lange Geduld auf einer Stelle.
    a. Restless and lacking serenity, for many days; occupied with sad memories, and anxious, she has not the patience to stay long in a place.
29. Muthlos und verdriesslich.

a. Discouraged and peevish.

30. Gänzliche Muthlosigkeit. (n. etl.St.)

a. Entire lack of spirits (aft. sever. h.).

31. Höchster Lebens-Überdruss; es war ihm, als könne er ein so elendes Daseyn nicht länger ertragen, und als müsse er vergehen, wenn er sich nicht entleibte. (n. 24 St.)

a. Extreme loathing of life; he left as if he could not any longer bear this miserable existence, and as if he would pine away unless he made away with himself (aft. 24 h.).

32. Sehr schreckhaft und furchtsam.

a. After easily frightened and timid.

33. Unzufriedenheit.

a. Discontent.

34. Sehr leicht gekränkt.

a. Very readily offended.

35. Verdriesslich und verdrossen zu allen Geschäften.

a. Peevish and indisposed to all work.

36. Missmuth, besonders früh.

a. Depression, especially in the morning.

37. Grämliches Gemüth, wie nach heimlichen Ärger.

a. Sorrowful mood, as after secret vexation.

38. Aufgeregtheit.

a. Excitableness.

39. Sehr gereizt im ganzen Körper.

a. Very much excited all over her body.

40. Nerven gegen jedes Geräusch sehr empfindlich.

a. The nerves are sensitive to every noise.

41. Von Klavierspielen sehr angegriffen.

a. Very much affected from playing the piano.

42. Die Erinnerung an vergangene Unannehmlichkeiten versetzt ihn in äussersten Unmuth.

a. The remembrance of past trouble puts him into extreme ill humor.

43. Es fallen ihm von selbst ärgerliche Vorfälle aus vergangenen Zeiten ein, worüber er so empört wird, dass er ganz ausser sich kommt und sich nicht zu lassen weiss, unter Angst, Herzklopfen und Schweiss am ganzen Körper. (d. 15. T.)

a. Vexatious occurrences from past times keep recurring of themselves, which makes him so irritable that he gets quite beside himself, and cannot contain himself, with anguish, palpitation, and perspiration all over the body (15th d.).

44. Sie tadelt Alles und will Alles nicht, was Andre wollen, unter Weinen und Gesichts-Hitze.
    a. She finds fault with everything, does not wish what others desire; with weeping and heat of the face.
45. Es ist ihr Nichts recht, sie hat an Allem auszusetzen.
    a. She finds fault with everything, approves of nothing.
46. Er ärgert sich über jede Kleinigkeit.
    a. He gets vexed at every trifle.
47. Verdriesslich und zum Zanken aufgelegt.
    a. Peevish and disposed to quarrel.
48. Ärgerliche Empfindlichkeit; [Gff.]
    a. Vexatious sensitiveness. [Gff.].
49. Ärgerlich, besonders früh.
    a. Peevish, especially in the morning.
50. Grosse Neigung sich zu ärgern.
    a. Great inclination to get vexed.
51. Von Ärger so aufgeregt, dass sie einen Schlagfluss befürchtet, wobei ihr schwarz vor den Augen wird.
    a. From vexation, she is so excited that she fears an apoplectic fit, and everything turns black before her eyes.
52. Neigung zu Zorn.
    a. Inclined to anger.
53. Zornig, verdriesslich.
    a. Angry, peevish.
54. Sehr ärgerlich und heftig.
    a. Very morose and violent.
55. Eine Kleinigkeit kann heftige Zorn-Aufwallung, mit Zittern (besonders der Hände) hervorbringen. [Gff.]
    a. A trifle may produce a violent ebullition of anger, with trembling (especially of the hands). [Gff.].
56. Höchst empfindlich bei geringem Anlasse; ein Anfall von verzweifelt wüthigen Gebehrden, mit Schluchzen; sie wirft sich aufs Bett und bleibt, ohne zu essen, den ganzen Tag liegen (gleich vor der Regel).
    a. Very sensitive at the slightest cause; a fit of desperately furious gestures with sobbing; she throws herself on the bed and remains lying there all day, without eating (just before the menses).

57. Trägheit des Geistes und Niedergeschlagenheit. (n. 23 T.)
    a. Indolence of spirit and dejection (aft. 23 d.).
58. Träger Geist. (n. 6 T.)
    a. Indolence of spirit (aft. 6 d.).
59. Grosse Gleichgültigkeit gegen Alles, kein rechtes Lebens-Gefühl.
    a. Great indifference to everything, no real vital feeling.
60. Gleichgültigkeit.
    a. Indifference.
61. Sehr gleichgültig gegen Alles, theilnahmlos und apathisch. (n. 6, 7, 8 T.)
    a. Very indifferent to everything, insensible and apathetic (aft. 6, 7, 8 d.).
62. Keine Lust zu arbeiten, unaufmerksam, zertreut. (n. 6, 7 T.)
    a. No disposition to work, inattentive, distracted (aft. 6, 7 d.).
63. Abwechselnd aufgeräumt und traurig.
    a. Alternately merry and sad.
64. Unwillkürliches Lachen und Weinen, abwechselnd, ohne entsprechende Gemüths-Stimmung.
    a. Alternate involuntary laughing and weeping, without corresponding moods.
65. Schwaches Gedächtniss. (n. 20, 48St.)
    a. Weak memory (aft. 20, 48 h.).
66. Er verschreibt sich oft.
    a. He often makes mistakes in writing.
67. Er war zerstreut, sprach unrichtig und verwechselte die Worte. (n. 9 T.)
    a. He was distracted, talked incorrectly, using the wrong words (aft. 9 d.).
68. Er denkt Dinge, die er nicht denken will, spricht in Ausdrücken, die er selbst besser weiss, nimmt sich zu thun vor, was wider seine Absicht ist, und befindet sich so mit sich selbst im Widerstreite und daher in sehr unangenehmer, unruhiger Stimmung. (n. 24 St.)
    a. He thinks, what he does not wish to think, uses expressions which he himself knows are incorrect; he resolves to do what is against his intention, and is thus in conflict with himself and, therefore, in a disagreeable, restless mood (aft. 24 h.).
69. Unbesinnlich und gedankenlos, bei aller Arbeits-Lust.

a. Cannot collect himself and is lost in thought, though well disposed to work.

70. Schwerer Gedankenfluss.

a. Difficult flow of ideas.

71. Düsterheit und Unfähigkeit zu denken, den ganzen Vormittag und viele Nachmittage nach einander.

a. Gloominess and inability to think, all the forenoon and many afternoons in succession.

72. Wie dumm im Kopfe, anfallsweise, mit Schaudern und Ausbleiben des Athems auf Augenblicke; dann musste sie tief athmen.

a. She feels stupid, by turns, with shuddering and momentary arrest of breathing; then she had to breathe deeply

73. 1526 - Wie irre, richtet er sich um Mitternacht auf, fängt na zu lachen; auf Befragen kneipt er die Augen zu, sitzt ganz steif, mit ausgetreckten Armen un Händen und zusammengebissenem Zähnen; nach einem getrunkenen Schluck Wasser fragt er, was er mit dem vielen Wasser im Magen solle, trank aber mehr, hielt die Hand gekruemment in die Hoehe, als hielte er noch das Glas, lachte dabei und sagte:" Es ist doch artig, das Wasser hat doch Recht bekomm

a. en";" drauf schwatzte er von drei Kuriren die kämen und wies auf Leute, die hie und da stehen sollten.

Espírito Quimérico em Sepia e Opium.

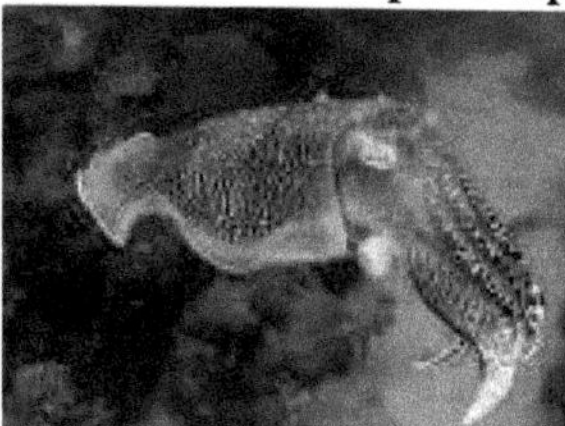 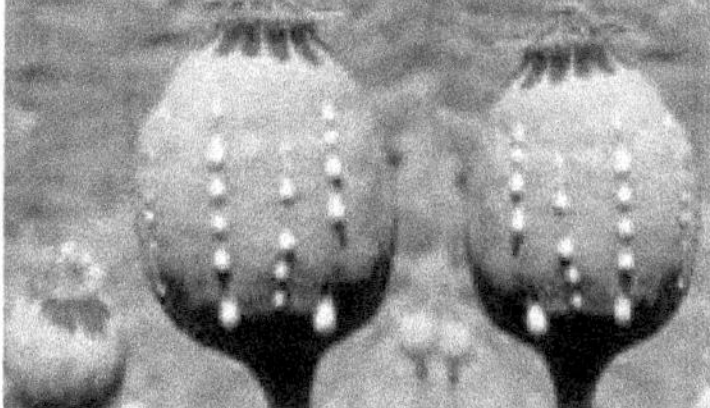

---

1. *Esprit chimérique. Gallavardin 24*.

Chimeric.

*She was tormented while awake with an apparent vision of ghosts, spectres, and chimeras, that constantly collected about her bed and distressed her very much, while she talked deliriously, [e.90]. [f.a1] opium.

Olhos abertos⇔Existência Miserável.

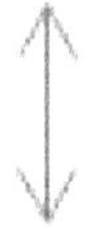

***Olhos fechados⇔Espírito Quimérico*.**

- ✓ *Sie tadelt Alles und will Alles nicht, was Andre wollen, unter Weinen und Gesichts-Hitze.*
  - She finds fault with everything, does not wish what others desire; with weeping and heat of the face.
  - Ela encontra erros em tudo, não quer o que os outros desejam; com choro...

5.2 James Tyler Kent – Lição I.

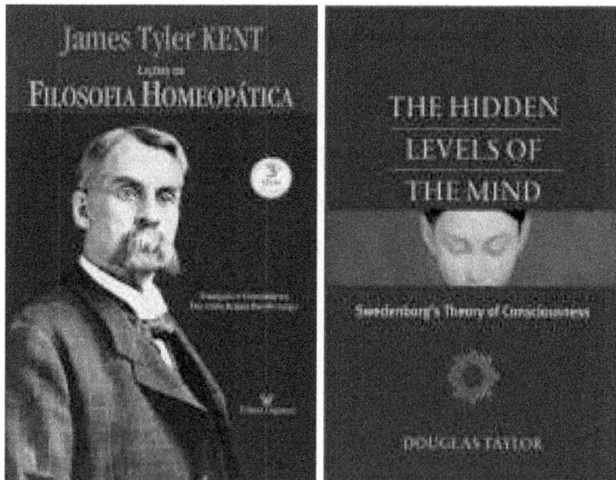

James Tyler Kent descreve na lição I de sua Filosofia Homeopática o que constitui o Homem Interior e o Influxo da Energia que flui do núcleo da Vontade e do Entendimento para os órgãos físicos do homem.

Lição 8 sobre o parágrafo 9 do Organon – A Substância Simples.

Em seu artigo sobre a Correspondências entre os órgãos descreve as relações entre os níveis da consciência e os mecanismos fisiopatológicos dos órgãos físicos da constituição humana. "*Correspondence of organs and directions of cure*". James Tyler Kent. Lesser Writings.

5.3 Medicina Antroposófica

O Modelo Semiológico adotado pela Medicina Antroposófica descreve a trimembração do Ser Humano e considera os aspectos da constituição sutil para a compreensão do indíviduo, dos fins da existência e da dinâmica da enfermidade e cura.

Os homeopatas podem se beneficiar com o estudo da Medicina Antroposófica para ampliar e complementar sua visão.

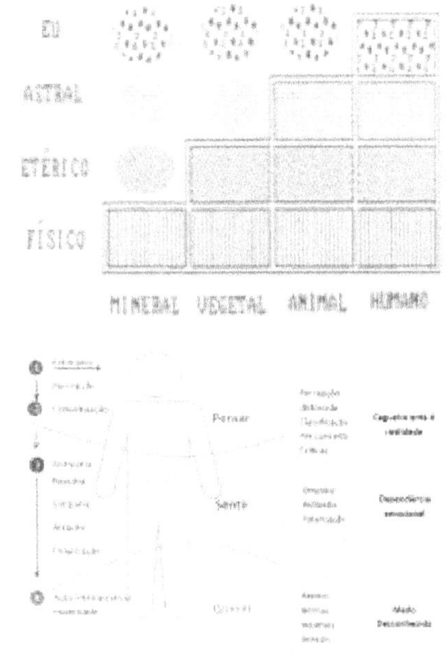

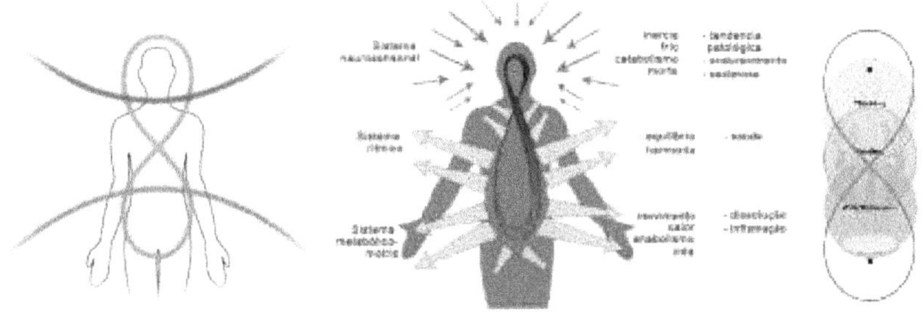

5.4 Misha Norland. The Four Elements in Homeopathy.

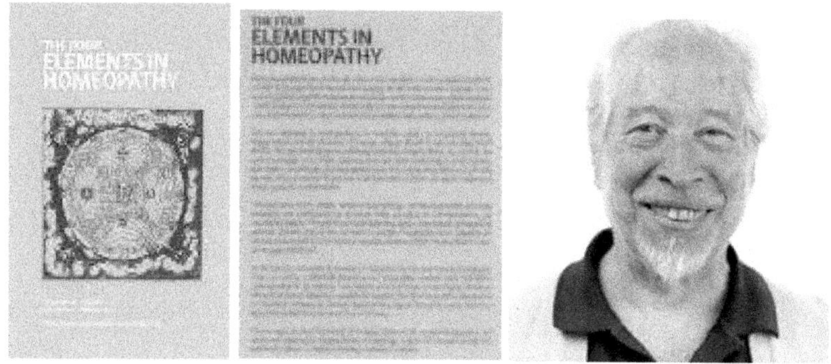

General introduction to using the Mappa Mundi

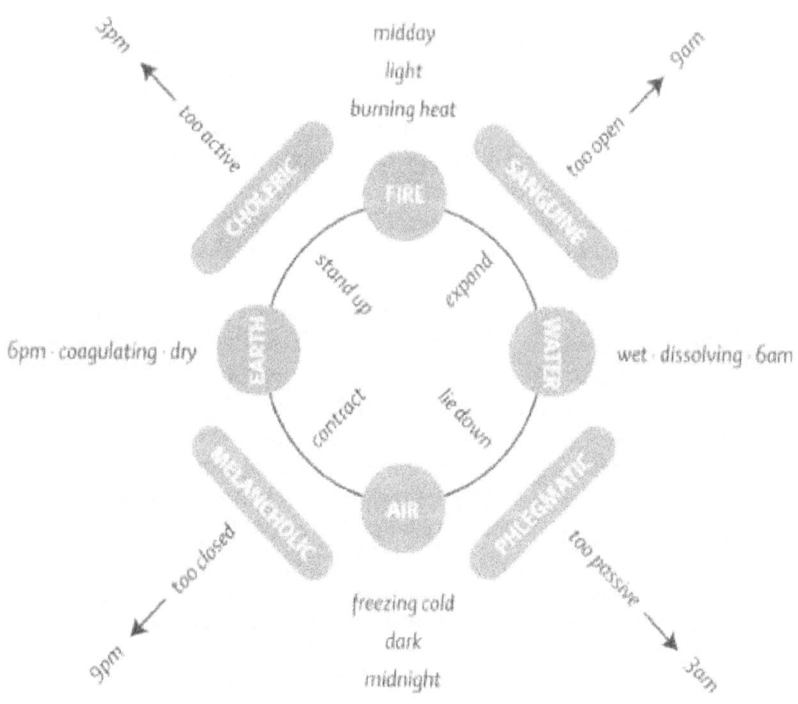

THE PRIMARY FUNCTIONS – THE FOUR AXES OF THE MAPPA MUNDI

THE FOUR ELEMENTS IN HOMEOPATHY

Mappa mundi of elements and associated temperaments

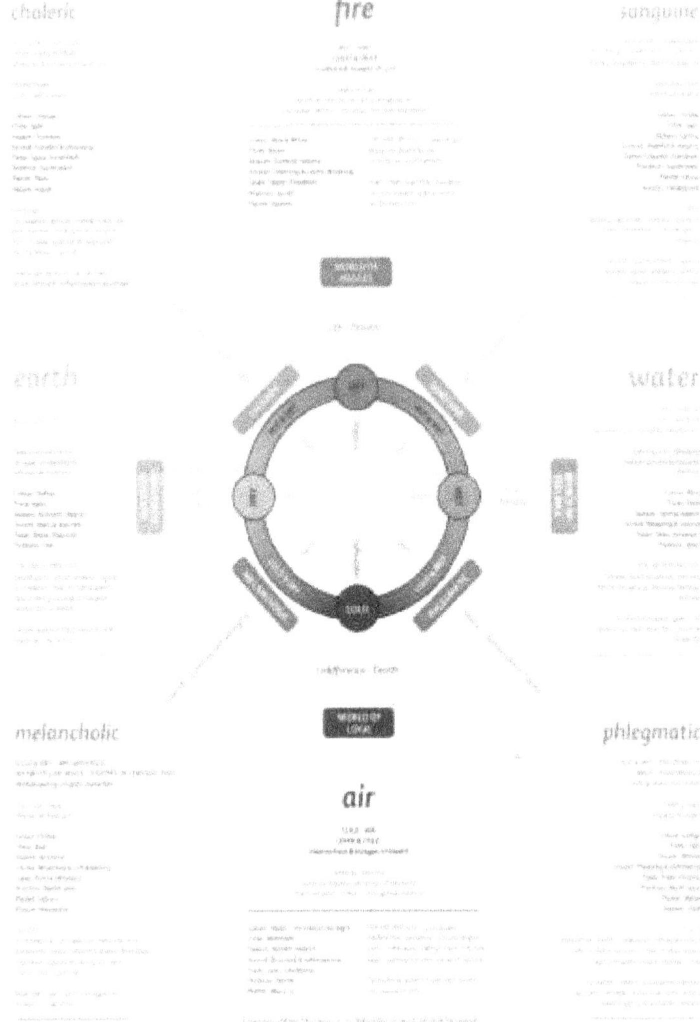

II Matriz dos Sintomas

1: Categorização dos Sintomas Elementares

Os sintomas podem ser classificados pelos seguintes critérios:

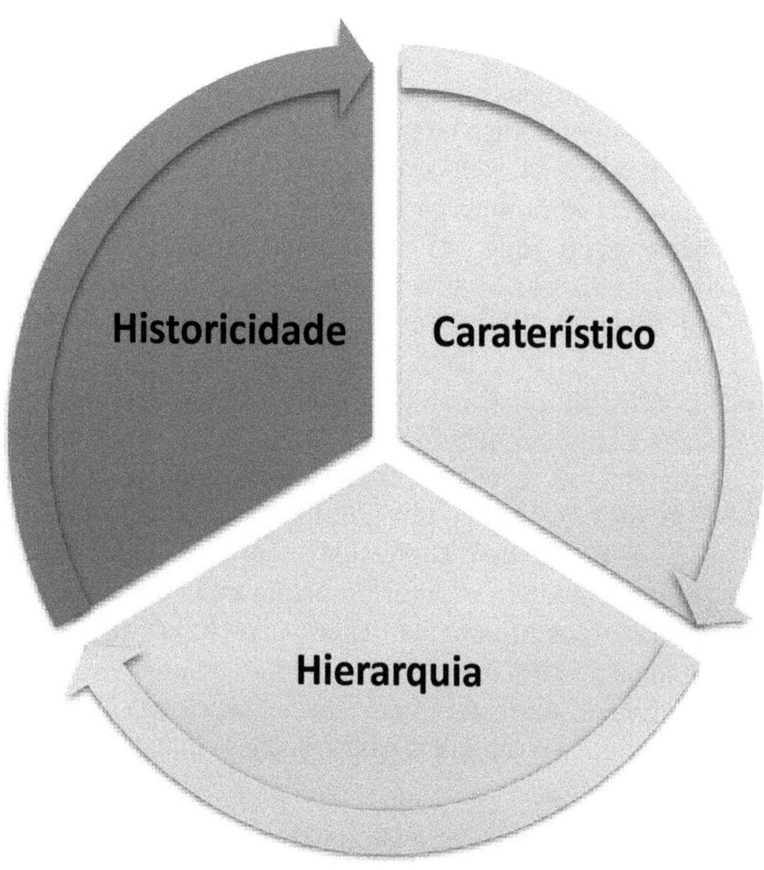

1 Valor característico

- Característicos (raros, estranhos e peculiares), comuns e patognomônicos.

Outro fator a ser considerado é *o valor característico* de cada sintoma para a natureza e esfera de ação de um medicamento sua importância para a prescrição. Consideramos os seguintes valores (*Graduação dos sintomas*):

- 1 ponto: sintomas patogenéticos sem confirmação clínica e de aparecimento único na patogenesia. Sintomas da observação clínica ocasional sem confirmações de outros;
- 2 pontos: sintomas patogenéticos que se repetem até 10 vezes e/ou que são produzidos por mais de um experimentador. Sintomas da observação clínica confirmados por mais de 10 homeopatas de reconhecida experiência clínica;
- 3 pontos: sintomas patogenéticos que se repetem mais de 10 vezes e são produzidos por mais de um experimentador, podendo ou não ter confirmação clínica. Sintomas da observação clínica confirmados repetidas vezes por mais de 15 homeopatas de reconhecida experiência clínica;
- 4 pontos: todos os critérios acima com uma regularidade superior ou sintomas da observação clínica de confirmação em mais de 80% dos casos;
- 5 pontos: característica de excepcional regularidade patogenética e repetidas confirmações clínicas.

2 Valor Hierárquico

1. Sintomas Gerais (Físicos e Mentais)
2. Sintomas Particulares (Sensações, Disfunções e Lesões dos Órgãos e Tecidos).

3 Historicidade

1. Sintomas Antigos,
2. Sintomas intermediários
3. Sintomas atuais.

4 Mandala dos Sintomas – Matrix Semiológica

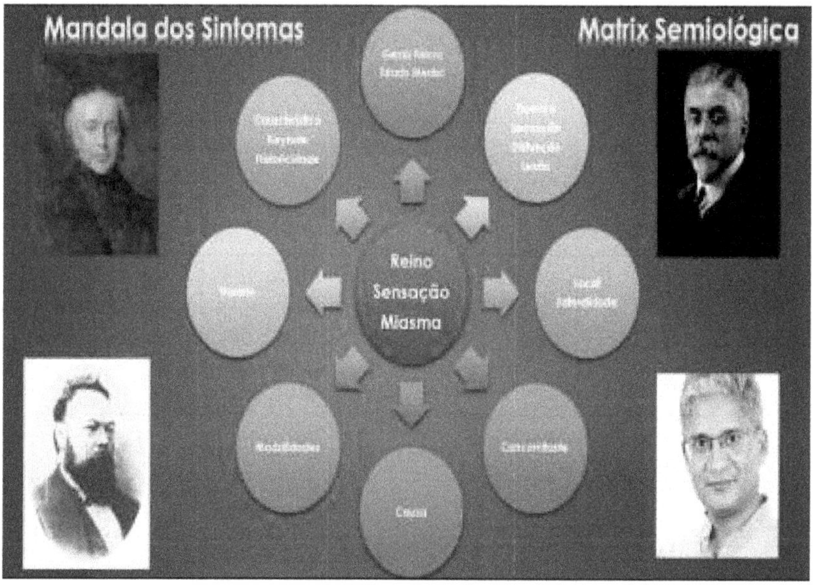

Da esquerda para a direita: Boeninghausens. Boger. Sankaran e Burnett.

Generalização das modalidades

As modalidades podem estar associadas a dois níveis de generalização:

- ao sintoma individual; (modalidade específica do sintoma – sem generalizar).
- ao órgão ou função; (primeiro nível de generalização – ao órgão do sintoma).
- em geral. (segundo nível de generalização – válida para todos os sintomas).

Por exemplo, a modalidade de ***agravação no crepúscul***o está relacionada a:

Agrava no crepúsculo

Sintomas Mentais	• Ansiedade_crepúsculo agg. 14r. • Tristeza_crepúsculo agg. 6r. • Taciturno_crepúsculo agg. 2r.
(1° Nível)	• Mente_crepúsculo agg. 37r acon AM-M ambr ang ant-c arg-n ars Ars-s-f berb brom bros-g CALC carb-v CAUST cham chel DIG graph ign kali-i laur mag-c mang nat-m nat-s nux-v PHOS plat plb podo PULS RHUS-T scor sep staph sul-ac valer
Sintomas Físicos	• Dor_olho_crepúsculo agg. 1r. • Visão_fraca_crepúsculo agg. 2r
(1° Nível)	• Local_olho_crepúsculo agg.5r • Visão_crepúsculo agg. 6r
(2° Nível) Aplicável aos sintomas Mentais ou Físicos	• **Crepúsculo agg. 45r** **acon AM-M ambr Ang ant-c arg-n ARS Ars-s-f bell Berb bor both brom caj CALC CARB-V carbn-s CAUST Cham chel DIG Graph ign kali-i laur lyc mag-c mang nat-m nat-s nux-v PHOS plat plb podo psor PULS ran-b RHUS-T scor sep Staph stram sul-ac Valer**

2: Bönninghausen Valor Característico dos Sintomas

Uma Contribuição ao julgamento concernente ao Valor Característico dos Sintomas

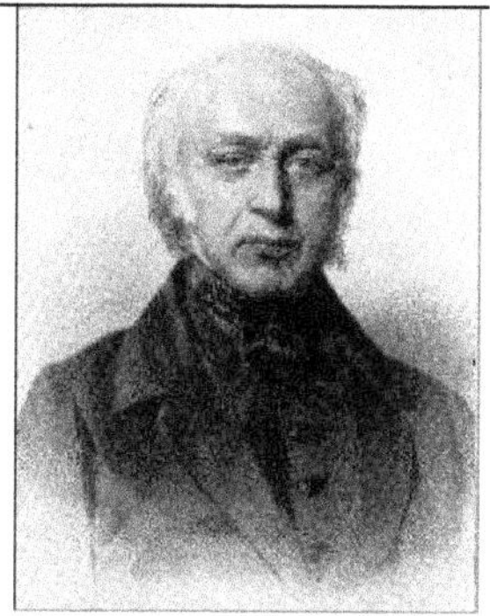

Por Clemens Franz Maria von Bönninghausen

Apresentado por Sylvain Cazalet. Artigo original em Inglês.

Traduzido por *Maria Tereza Dantas Pennella*.

Só agora, três anos após o extraordinário Congresso Homeopático ocorrido em Bruxelas, posso infelizmente comentar, a parca representação Alemã. Na última sessão desse encontro, após leitura de inúmeras propostas, minha resolução foi adotada, e apresentada como pergunta-prêmio, com concessão de dois anos para a solução da mesma. Esse ensaio premiado, como os jornais homeopáticos deram a conhecer, pretendia denominar-se" Tratado relacionado ao valor (característico) maior ou menor dos sintomas que ocorrem em uma doença, com o intuito de normatizar ou basear a seleção terapêutica do remédio" . A resposta a essa questão não estava limitada à Bélgica ou à França, mas era extensiva a todo o mundo médico, e foi recebida como matéria de suma importância. Contudo, a pergunta, apesar do aumento crescente da literatura homeopática, permanece sem solução. Esse silêncio que se estende há décadas, e que foi aceito muito liberalmente, parece justificar a dificuldade de solução da questão, apesar de todo o Homeopata se confrontar com esse questionamento diariamente, e ter que respondê-la. Pode não parecer muito apropriado para mim, o autor da pergunta, entrar no concurso como participante. Mas os velhos praticantes me perdoem por pelo menos tentar somar alguma contribuição para a solução, chamando assim atenção para a pergunta.

O ensino do Organon contém o cerne real apropriado para a resposta sobre esse assunto, e isso, é claro, merece ser a primeira coisa destacada. É encontrada no grande Parágrafo n.º 153 (5º edição), e é o seguinte:

Na procura de um remédio homeopático específico, i.e., nessa sobreposição entre os fenômenos da doença natural e a relação de sintomas dos medicamentos, de maneira a descobrir a potência mórbida correspondente em similitude ao mal a ser curado, os sinais e sintomas mais raros, estranhos e peculiares (característicos) do caso deveriam especialmente e exclusivamente ser observados, para que haja especialmente alguns sintomas na lista dos remédios aventados que correspondam a estes, se o remédio for o mais indicado para efetuar a cura. Os sintomas mais gerais e indeterminados, como falta de apetite, cefaléia, fraqueza, sono perturbado, desconforto, etc., em sua generalidade e indefinição merecem menos atenção, a não ser que sejam muito pronunciados, já que algo dessa natureza geral é observado na maioria das doenças e dos remédios.

Observa-se, entretanto, que cabe ao médico julgar o que são compreendidos como sintomas" mais marcantes, estranhos, raros e peculiares" , e pode realmente ser difícil tecer comentários sobre essa definição, que não deveria ser muito ampla, e facilmente compreensível; por outro lado deveria ser completa o suficiente para sua devida aplicação a todos esses casos. Será por esse motivo que somos incapazes de mostrar essa definição na literatura? Mesmo o que Hahnemann afirma no §86, e seguintes, contém somente exemplos que são fornecidos sem qualquer ordem sistemática, e são por isso pouco recomendados para memorização, um requisito que nesses casos costuma ser de fundamental importância.

Após revisar todo o material médico, alopático e homeopático como auxílio, lembrei-me que na idade média eles costumavam trazer esses assuntos à tona em forma de versos, de maneira a facilitar a memorização. O inteligente mundo moderno conhece, p.ex. a legislatura da Schola salernitana, datada do início do século vinte, retirada dos versos leoninos, como se supõe, por um certo John de Milão, dos quais algumas partes são citados até os dias de hoje. Mas apesar de não ter encontrado nela nada relacionado à proposta presente, encontrei algo que pareceu ser útil para autores de diferentes doutrinas. É um hexâmetro datado do mesmo período, mas derivado de escolas teológicas; ele é, na verdade, uma construção abalada, ainda assim contém resumida e completamente os vários momentos de acordo com os quais uma doença moral deve ser julgada de acordo com suas peculiaridades e intensidade. O verso é o seguinte:" Quis? quid? ubi? quibus auxiliis? cur? quomodo? quando?"

As sete rubricas designadas nessa máxima parecem conter todos os momentos essenciais necessários para a lista da imagem completa de uma doença. Permita-me, entretanto, adicionar minhas notas a esse esquema, desejando de que esse hexâmetro, originariamente criado para ser utilizado por teólogos, possa agora também ser impresso na memória dos Homeopatas e colocado em uso pelos mesmos.

1. Quis? (Quem?)

Como esperado, diz respeito à personalidade, à individualidade do paciente, deve ficar no topo da imagem da doença, já que a disposição natural se deposita nela.

A ela pertence, em primeiro lugar o sexo e a idade; seguido da constituição corporal e o temperamento; ambos, se possível, separados de acordo com o período de doença e o saudável. i.e. se existem diferenças entre esses dois estados. Em todas essas peculiaridades qualquer coisa que difira pouco ou quase nada do estado natural usual não requer muita atenção; mas qualquer coisa que difira de maneira estranha ou peculiar merece uma atenção proporcional. As variações maiores e mais importantes são encontradas principalmente no estado da mente e do espirito, devem ser investigadas cuidadosamente, se não forem somente muito estranhas, mas também de ocorrência rara, correspondem a poucos remédios. Em todos esses casos temos os mais variados motivos para sondar esses estados com a maior exatidão possível, já que neles os transtornos corporais retrocedem a base, e por essa razão oferecem poucos pontos para nos agarrarmos, para que possamos fazer uma seleção confiante do medicamento entre os selecionados.

O parágrafo 104 do Organon torna um dever do Homeopata o registro por escrito da imagem da doença, qualquer um que tenha adquirido uma certa facilidade nessa tarefa saberá facilmente como satisfazer esse requisito, e gradualmente adquirirá uma certa facilidade de penetração (aprofundamento), que se mostrará incrivelmente útil. Já que cada homem apresenta uma natureza individual diferente de qualquer outro, e cada remédio deve ser exatamente adaptado a essa individualidade, de acordo com os sintomas, que são capazes de produzir no homem total, assim, nessa primeira investigação corresponderiam a Quis (quem)? Inúmeros medicamentos são colocados de lado, justamente por não corresponder a personalidade do paciente.

A individualidade espiritual e a disposição do paciente aqui adquirem uma enorme importância, freqüentemente são os pontos decisivos na seleção do remédio, quando a doença envolvida for espiritual ou mental, e geralmente os dois distúrbios se apresentam tão interligados que os sinais de um unicamente recebem as características totais e definitivas do outro. Hahnemann realmente reconheceu a importância desses dois momentos desde o início, mas a necessidade de valorização dos dois em suas interconexões, somente reconheceu posteriormente em sua total extensão; posteriormente ele colocou os sintomas próprios a ambos, que nas primeiras patogenesias foram separados, um no início e o outro no final, imediatamente um após o outro nas" Doenças Cônicas" , um arranjo melhorado, que também é encontrado na Matéria Medica Pura mais recentes.

Muitas outras coisas pertencentes a essa rubrica, mas concernentes a individualidade corporal e apresentando, como se fossem, as características principais do quadro do paciente, são contidas nesses livros sob o título de" Generalidades" . Seria desejável e facilitaria muito o uso se tudo o que não fosse pertencente a isto fosse excluído, e o restante ser trazido para uma rubrica particular denominada" Individual" ou" Pessoal" de maneira que o corporal estivesse presente em um quadro separado, como foi feito a respeito do espiritual e mental.

2. Quid? (O Que?)

É claro que essa pergunta se refere a doença, i.e. a sua natureza e peculiaridades.

O fato de precisarmos primeiro conhecer um mal detalhadamente antes de sermos capazes de promover qualquer ajuda contra o mesmo, pode ser inquestionavelmente recebido como um axioma,. Esse alívio ocasional que pode ser concedido contra o mal, sem termos conhecido primeiro sua natureza, pouco refuta esse axioma devido ao fato de eventos inesperados ocorrerem freqüentemente fugindo de nossa capacidade de observação, que podem levar para o bem ou mal, já que nem a boa intenção, nem o conhecimento do médico pouco tem a ver com isso.

Mas esse axioma deve ser associado com outro, não menos verdadeiro ou importante, a saber: Devemos também saber e possuir os meios necessários para aliviar o mal quando este é reconhecido. Quando estes não estão disponíveis o anterior, é claro, não tem validade.

Desde o tempo de Hipócrates, portanto há mais de dois mil anos, muito foi feito a respeito desse primeiro ponto, e experienciamos um imenso progresso e esclarecimento desde os últimos século até hoje. O caminho da observação pura e da experiência, que durante muito tempo foi esquecido, e sobre o qual o velho Pai da arte de curar reuniu seu memorável material, foi novamente penetrado. Ao mesmo tempo nossos contemporâneos possuem e utilizam a grande vantagem de se apoiar nos ombros de seus predecessores, possuir um amplo círculo de visão, e especialmente esse estupefaciente progresso obtido em todas as ciências subsidiárias, especialmente em química e anatomia; também possuem a vantagem que lhes foi oferecida por muitos instrumentos físicos, que tem sido usados com cuidado e diligência. Isso significa que a escola fisiológica moderna, e ao mesmo tempo, o diagnóstico das doenças, atingiram uma excelência indisponível aos nossos antecessores.

A única coisa da qual todo Homeopata tem a reclamar sobre o assunto, é que as coisas tem sido conduzidas de uma maneira muito generalizada para essa doutrina, e doenças praticamente universais são descritas e tratadas com o mesmo nome; estas diferem essencialmente em sua natureza e necessitam para sua cura medicamentos completamente diferentes.

Um resultado imediato desse ponto fraco é que os Homeopatas somente podem fazer uso limitado do grande avanço obtido pela escola dominante nos diagnósticos, já que sua generalização exclui todos os atalhos para o remédio indicado.

Agora, já que a Matéria Médica alopática moderna, assim como as antigas, se movimentam para a mesma generalização, a conclusão que se segue é a de que mesmo o alopata mais culto freqüentemente se vê indeciso na escolha de um medicamento, e praticamente cada um deles irá prescrever um medicamento diferente, e usualmente será compelido a misturar muitos de maneira a cobrir as muitas indicações.

Mais informações a respeito serão fornecidas no decurso desse pequeno tratado em local mais adequado, onde outras questões também serão discutidas. Aqui posso apenas comentar o assunto:

a. De que o diagnóstico mais invasivo e indubitável oferecido pelos melhores manuais alopáticos raramente é suficiente para permitir ao Homeopata fazer uma seleção certa do remédio, e que

b. Esse diagnóstico no máximo, e mesmo assim nem sempre, pode auxiliar na exclusão de todos os remédios que não correspondem ao gênio comum da doença, mas que parecem agir principalmente em outras partes do organismo.

3. Ubi? (Onde?)

O local da doença efetivamente faz parte da questão anterior, mas ainda assim merece ser mais enfatizado, já que freqüentemente provê um sintoma característico, e devido ao fato de cada remédio agir mais e também mais intensamente em determinada parte do organismo vivo.

Essas diferenças são levadas em consideração nas doenças denominadas locais, e também naquelas que possuem nomes mais generalizados, como as que afetam o corpo inteiro, p.ex: gota e reumatismo. Já que nunca ou praticamente nunca todo o corpo está afetado na mesma proporção; mesmo no caso do paciente possuir somente lateralidade esquerda ou direita. Mas o exame da parte afetada é mais necessário e exigido quando o todo ao qual ele pertence é maior e descrito da maneira generalizada que os alopatas adoram. Nomes como cefaléia, dor nos olhos, odontalgia, cólica e outros não podem contribuir para uma escolha racional de um medicamento, mesmo quando o tipo da dor também é indicada.

É claro que individualização exata de Ubi é mais necessária nos transtornos locais. Todo Homeopata sabe por experiência o quão necessário é, ex. ao tratar uma odontalgia, selecionar um remédio que de acordo com as patogenesias efetuadas em pessoas sadias demonstrou sua ação no dente em especial a ser tratado. Entre os fenômenos mais peculiares e decisivos a esse respeito devemos enumerar especialmente as dores na parte superior das articulações dos dedos das mãos e pés, que sob tratamento alopático freqüentemente se mostram muito obstinadas, não infreqüentemente se tornam malignas e necessitam de amputação, e como tive a oportunidade de observar em dois casos, ter um desfecho fatal. Todo Homeopata conhece a eficácia de Sepia nas úlceras articulares, que não apresentam características distintas sob esse aspecto; quando esse medicamento é ingerido, sem qualquer aplicação externa terá um efeito certo. Remédios que correspondem a úlceras similares em outras partes do corpo nesses casos são completamente inúteis .

Se a prática da ausculta, percussão, uso do estetoscópio, esfigmomanômetro, etc., tivesse sido compreendida por Hahnemann e seus seguidores assim como por nossos jovens médicos, eles teriam feito um uso mais extenso sem dúvida dos mesmos para adquirir um conhecimento mais apurado dos transtornos internos. Teriam encontrado em distúrbios pulmonares, ex. sinais locais definidos para o uso de certos remédios, e os teriam indicado mais acuradamente, e não os teriam limitado definindo que seriam a esquerda ou direita, na base ou ápice. Modernizar e especificar mais cuidadosamente pode ser uma das principais tarefas para aqueles que fazem patogenesias adicionais no presente momento, e promover um enriquecimento fundamental e complementar de nossa Matéria Médica, muito mais importante do que todo o volume de confirmação dos sintomas antigos, ou o descobrimento de novos, que na maioria carecem de individualidade.

Ao mesmo tempo será reconhecido pelo lado alopático que a

delimitação aproximada da parte afetada, mesmo no momento da conclusão do diagnóstico, não terá utilidade para o tratamento alopático, devido ao fato desta escola não estar familiarizada com as peculiaridades dos vários medicamentos. Nenhuma Matéria Médica alopática dispõe de informações de que este ou aquele remédio corresponde mais ao lobo anterior ou posterior do fígado, mais à parte superior ou inferior dos pulmões, ao lado direito ou ao esquerdo, de acordo com a qual o remédio possa ser escolhido. Mesmo que nós Homeopatas ainda não conheçamos todos os remédios, conhecemos características de muitos deles, e para o que fica faltando, acharemos substitutos através dos outros sinais, já que, como sabemos, todos eles correspondem ao remédio a ser selecionado, ou pelo menos não devem ser opostos a ele. Dali pode se observar que essas novas invenções, sem subestimar-lhes o valor, apresentam um valor muito menor na direção terapêutica do que no prognóstico, onde mostram a extensão e a natureza perigosa da doença.

Finalmente, devemos considerar nessa questão que nem mesmo as alterações internas, que podem ser determinadas pôr esses instrumentos, nem as mudanças materiais externas, que se manifestam abertamente, jamais representam a própria doença dinâmica, mas somente seus produtos, que somente se desenvolvem no decurso da doença. Quando, portanto, as perturbações iniciais são contidas por um medicamento adequado antes que esse tipo de desorganização tome conta, então esses últimos (os produtos) não se desenvolverão, e será um procedimento imperdoável a permissão do avanço destes a um ponto em que essas alterações materiais possam ser reconhecidas de maneira artificial. Havia necessidade de mencionar isso, brevemente, de maneira a mostrar como a Homeopatia funciona, e negar muito veementemente que a Homeopatia seja um método meramente expectativa, que permite a evolução da doença sem obstáculos até que seja tarde para algum auxílio. Pelo contrário, a Homeopatia sabe e usa em doenças infecciosas remédios profiláticos, que são sempre e exclusivamente aqueles que tem o poder de curar a doença, e eles nunca omitem seu uso para a proteção dos contactantes.

4. Quibus Auxiliis? (Por Que Meios?)

Se o hexâmetro que estamos seguindo tivesse sido originariamente escrito para nossa doutrina, provavelmente uma expressão mais apropriada teria sido utilizada nesse caso, ex. quibus sociis (em companhia do que) ou quibus comitibus (o que o segue)? De qualquer maneira o nome não importa, e seu significado se refere aos sintomas que acompanham.

Já que na Homeopatia o objetivo básico consiste na apuração do remédio mais correspondente a totalidade sintomática, é evidente que esse ponto é de suma importância e merece a maior consideração.

Em cada doença existe um número maior ou menor de sintomas presentes em seu fenômeno, e é somente sua totalidade que representa a imagem completa. Essa imagem pode ser comparada a um retrato que só pode apresentar semelhança peculiar quando todas as características do original estiverem fielmente presentes ali. Não é suficiente que boca, nariz, olhos, orelhas, etc., estejam presentes de maneira a caracterizar um homem, e o distinga de um macaco ou outros animais, já que todas as fisionomias humanas possuem suas peculiaridades que as distinguem de todas as outras, portanto, também aqui as anomalias mais pronunciadas devem ser reproduzidas o mais confiávelmente possível e a elas ser dado o devido destaque. Se, por um acaso, permanecendo na comparação anterior, o nariz o nariz tivesse um formato, tamanho ou cor peculiar, não seria suficiente apresentá-lo sozinho, apesar de ser real, e adicionar todo o resto de acordo com a imaginação, também as partes secundárias, que formam a base devem representar o todo como ele existe na realidade, de maneira a fornecer a perfeita semelhança.

É a partir desse ponto de vista que os transtornos concomitantes devem ser observados quando selecionamos um medicamento de acordo com a máxima: Similia Similibus. A partir daí fica evidente que os sintomas raros, estranhos e peculiares que os representam merecem um lugar mais proeminente do que os comuns, porque é neles principalmente, mas não exclusivamente, que a similitude se baseia.

Disso naturalmente se depreende que o valor dos sintomas concomitantes para a proposta aqui intentada varia amplamente. Mas transcenderia muito a proposta dessa contribuição a adição e explicação de todas as inúmeras categorias de valor. Devo me limitar a apresentação de alguns dos pontos mais importantes aqui envolvidos:

Em primeiro lugar, os sintomas encontrados na maioria das doenças podem ser deixados de lado, a não ser que se manifestem de maneira peculiar.

O mesmo diz respeito aos transtornos que não costumam aparecer constantemente como concomitantes, pelo menos não usualmente na doença em questão, a não ser que sejam diferenciados por alguma rara peculiaridade e nesse aspecto ofereçam algo característico.

Por outro lado, todos os sintomas concomitantes devem ser cuidadosamente observados quando (a) raramente aparecem em conexão com a doença principal, e são portanto raramente encontrados nas patogenesias; (b) aqueles que pertencem a outra esfera da doença, outra que não o transtorno principal, e (c) por último, aqueles que apresentam sinais mais ou menos característicos dos remédios, mesmo no caso deles não terem sido notados na presente justaposição.

Agora se junto a isso, entre os últimos sintomas concomitantes mencionados existir um ou outro no qual o gênio de um dos remédios possa estar claramente apontado, esse sintoma deve adquirir uma importância tal que sobrepuje aqueles do transtorno principal, e muitos serem considerados imediatamente os mais indicados. Esses sintomas seriam incluídos entre aqueles que Hahnemann chama de" sinais raros, estranhos e peculiares (característicos)" , e são então" unicamente considerados" porque conferem a doença uma característica individual.

Uma circunstância aqui merece particular menção pois demonstra a importância e valor dos sintomas concomitantes, a saber, alguns remédios parcialmente específicos muito eficientes em determinadas doenças foram exclusivamente descobertos através destes, outros sintomas que indicavam a doença principal não haviam apontado naquela direção nem poderiam ter dado essa indicação, porque seus sinais observáveis não poderiam suficientemente indicar a real peculiaridade da doença. Esse mesmo sistema de sintomas concomitantes também fornece a Homeopatia uma certeza muito maior no tratamento de doenças se comparada a alopatia, que primeiro constrói para si um diagnóstico freqüentemente perceptivo da doença, somente apontando o gênio desta, e onde existem importantes sintomas concomitantes se esforçam adicionando ao remédio indicado para o gênio da doença outros remédios para cobrir os transtornos concomitantes.

5. Cur? (Por Que?)

Por que? As causas da doença desempenham um importante papel nos livros de patologia, e com justiça. Mas grande parte deles apenas tenta adivinhar ou explicar , o que na maioria das vezes apresenta um valor nulo ou muito subordinado no tratamento adequado da doença, e que estão muito afastados de nossa doutrina, que é dirigida puramente para a prática.

As causas das doenças são em sua maioria generalizadas e, portanto, muito apropriadamente divididas em internas e externas.

As causas internas propriamente ditas estão relacionadas a disposição natural geral, que em alguns casos deriva de uma hipersensibilidade (idiossincrasia). As causas externas ou ocasionais abrangem tudo o que, ao haver predisposição interna a doença, pode produzir doença.

A disposição natural geral que também é denominada de causa imediata, realmente pertence à primeira pergunta (Quis?) que diz respeito a individualidade do paciente. Somente pertencem aqui as conseqüências de uma doença anterior que podem haver modificado a disposição original natural, e por isso merecem menção.

A causa ocasional, entretanto, é assunto da presente questão e merece maior consideração. Para a disposição natural modificada por doenças prévias, isso também depende da natureza miasmática crônica dessas doenças que não foram exterminadas, entre as quais de acordo com os ensinamentos de Hahnemann muitos Homeopatas ainda nos dias de hoje denominam psora, sífilis ou sicose, ou são derivadas dos efeitos remanescentes ou tardios de doenças agudas, quando não pertencem aos anteriores, como ocorre freqüentemente, constituem a enorme classe de doenças medicinais ou envenenamentos. Não infreqüentemente, entretanto, vemos que nesses casos ambas a probabilidades contribuíram para a ruptura da saúde natural, produzindo a partir daí uma doença monstruosa com raízes muito mais profundas e de difícil combate.

Para o reconhecimento e tratamento das primeiras doenças miasmáticas mencionadas e suas complicações o próprio Hahnemann em seu magnífico trabalho sobre as Doenças Crônicas nos legou as direções mais completas fundamentadas em inúmeros anos de experiência. A muito disputada divisão de remédios em antipsóricos e não- antipsóricos não necessita ser considerada aqui. É suficiente saber que os anteriores excedem em muito os últimos em eficácia nas doenças crônicas, e que sua origem não os exclui do uso em doenças agudas. A experiência também nos ensinou que remédios adicionais de nosso tesouro médico deveriam ser citados nessa categoria e não foram discutidos nesse excelente trabalho. Somente lamento o fato de Hahnemann não ter sido capaz de cumprir a promessa escrita a mim feita de que iria detalhar mais exaustivamente e completamente as imagens da sífilis e da sicose com sua costumeira maestria no trabalho acima mencionado (Vol. 1, p.58 da Segunda Edição) da mesma maneira que fez a respeito a psora latente e manifesta. Mesmo que possamos acreditar no que algumas pessoas zombeteiramente denominam de Teoria da Psora de Hahnemann, ou rejeitá-la, os praticantes atentos devem freqüentemente encontrar casos onde o remédio corretamente escolhido, em algumas doenças agudas, não obteve o efeito esperado antes de um dos muito criticados antipsóricos – freqüentemente Sulphur – ter sido ministrado, ou um anti-sifilítico ou anti-sicótico, quando a sífilis ou a sicose estiveram presentes antes e permaneceram incuráveis. Deve ser confessado, entretanto, que uma das tarefas mais difíceis para o médico é a de escolher entre os antipsóricos, já que a maioria deles apresenta os mesmos sintomas e poucos sintomas verdadeiramente característicos são encontrados nos diferentes remédios. É necessário para o

Homeopata estudar continuamente essa listagem de sintomas e compara-los entre si de maneira a poder fazer uma escolha de ouro quando necessário.

Doenças medicamentosas e envenenamentos estão na mesma linha e não nos faz diferença motivo pelo qual uma pessoa foi privada de sua saúde por meio de uma substância danosa a seu organismo; entre essas substâncias, remédios e venenos tem seu espaço. É claro que é sempre importante saber em cada caso o medicamento ou o veneno, de maneira a poder ministrar um antídoto bem conhecido. Os envenenamentos simples podem ser muito facilmente reconhecidos por seus efeitos! Teria sido necessário somente um caso de envenenamento ante os olhos de um Homeopata para que ele reconhecesse os efeitos do Arsenico, que ainda permanecem desconhecidos aos médicos alopatas, como no caso dos trinta assassinatos de Gessina Timme em Bremen, até que os fatos fossem obtidos. Nas doenças medicinais isso é muito mais difícil, porque muito freqüentemente um medicamento nunca é administrado sozinho, mas misturado com inúmeros outros; não é possível, portanto obter uma imagem clara e definida. Nesses casos, então, é necessário, já que é desejável e facilita o tratamento, se pudermos tomar ciência dos fatos precedentes, e medicamentos prescritos. Posteriormente isso pode ser útil, conforme a progressão do tratamento, e os prontuários de muitos Homeopatas apresentam uma rubrica especial para esse assunto. Devemos considerar esses sintomas denominados anamnésicos, como sendo de fundamental importância nestas questões. Apesar das conseqüências ordinárias dessas circunstâncias e eventos morbíficos já estarem na sua maioria contidos na lista de sintomas dos medicamentos experimentados em pessoas sãs, a prática homeopática encurtou muito e tornou certo o tedioso e complicado caminho dessas investigações, e indicou para a maioria desses casos remédios que antes já haviam demonstrado sua utilidade nesses casos. Ou seja, p.ex. muito simplificado em casos de contusões, entorses, queimaduras e outros. Em outros casos, p.ex. nos resfriados, o assunto é um pouco mais complicado, já que o tipo do resfriado e da parte do corpo afetada oferece diferenças que apontam para diferentes remédios. Portanto existe uma grande diferença quando a pessoa somente foi exposta ao frio, se isso ocorreu quando a pessoa estava transpirando, ou se ao mesmo tempo ficou molhado. Portanto, sabe-se que diferentes remédios estão indicados quando partes internas (estômago, tórax, abdômen) foram expostas, ou meramente partes externas (cabeça, pés, costas), e deve ser cuidadosamente avaliado em cada caso. Tudo isso, como disse previamente é encontrado na Matéria Médica; mas quando se sabe que um resfriado na cabeça por exposição ao ar frio, após sair de um aposento aquecido, ou após ter cortado o cabelo, aponta para Belladona ou Sepia; ou após esfriado os pés para Baryta ou Silicea, e quando ao mesmo tempo os molhou, para outros remédios, então a atenção será primeiramente voltada para estes, e somente depois comparar com outros indicados caso os primeiros não estejam suficientemente adequados.

Finalmente, devemos ainda adicionar uma palavra sobre a questão das doenças infecciosas, sobre as quais lemos nos manuais coisas contraditórias e não confiáveis; a influência desses ensinamentos tem uma extensão muito mais abrangente do que realmente se supõe. Para encarar essas doenças, que freqüentemente se disseminam a quadros calamitosos, o Homeopata possui a profilaxia mais correta e aprovada, e esta, realmente, é a mesma que apresenta o poder de cura contra a doença em desenvolvimento. Portanto, quando encontramos em uma família um caso de infeção por febre tifóide, ali o mesmo remédio, que foi ministrado ao paciente de acordo com seus sintomas, certamente também irá proteger os demais membros da casa da infeção, já que destrói a disposição natural e irá restabelecer no menor período de tempo aqueles nos quais possam ter surgido os primeiros sintomas da doença. Esse fato apresenta primordial importância já que no início a doença apresenta poucos sintomas e nenhuma escolha certeira pode ser feita; mas ao sabermos o fator causal preenchemos a lacuna que faltava. É claro que essa cura não é tão brilhante como a do paciente que está a beira da cova, mas o ganho para ele e para a consciência do médico é a real recompensa.

6. Quomodo? (Como?)

Com base em sua etimologia, essa preposição descreve

excelentemente a essência e a abrangência da questão a nossa frente. A palavra Modus na antigüidade não somente se refere a maneira e modo em geral, mas também a todas as modificações que podem surgir em qualquer coisa, a saber medidas, regras, objetivos, relações, alterações, etc.; portanto qualquer coisa, com exceção do horário, que está incluído em nossa última questão (Quando), que possua a habilidade de produzir modificações, agravações ou melhorias no paciente, naturalmente pertence, de acordo com o uso da linguagem, a essa rubrica. Essa questão possui uma importância dupla para Homeopatia, primeiro porque foi descoberta e desenvolvida por Homeopatas, sendo portanto de sua exclusiva e indubitável propriedade, e segundo porque todos os resultados das experimentações e da experiência, sem exceção, pertencem aos sinais mais ou menos característicos, entre quais nenhum deve ser motivo de indiferença, mesmo aqueles de conotação negativa.

A alopatia nunca prestou qualquer atenção, ao que poderia ter sido útil para o tratamento, a esses momenta (elementos essenciais, constituintes). Ao menos, seus manuais de Patologia, Terapêutica e Matéria Médica nada contém de importante referente a esse assunto. A Homeopatia, por outro lado, logo após sua descoberta, reconheceu seu grande valor terapêutico, e encontramos seus primeiros traços claros no" Fragmenta de viribus medicamentorum positivis" de Hahnemann, que foi publicado em 1805. Mas durante o desenvolvimento progressivo de nossa ciência sua importância surgiu mais manifesta, e foi rapidamente declarada indispensável, de modo que nas últimas patogenesias a atenção estava mais voltada para eles. Por esse motivo, as ultimas patogenesias são as mais completas, com exceção àquelas feitas por Hahnemann na Matéria Médica Pura, as quais foram elaboradas com especial cuidado, e devido ao seu constante uso acompanhado de inúmeras anotações.

Se compararmos a lista de sintomas dos medicamentos que foram experimentados completamente, mesmo uma pesquisa superficial mostrará que encontramos em quase todas as indicações gerais de praticamente todas as doenças; cefaléia, cólica, dor torácica, diarréia, constipação, assim como dispnéia, dor nos membros, febre, transtornos cutâneos, etc., não estão de maneira alguma ausentes. Mas se estudarmos essas indicações de maneira mais próxima, com relação a partes especiais do corpo e às diferentes sensações, então realmente diferenças aparecerão, e freqüentemente descobrirmos sintomas que surgem mais freqüentemente em um remédio e estão totalmente ausentes em outro. Mas o número continua muito grande para evocar uma decisão certa e indubitável, e rapidamente sentimos necessidade de pontos adicionais seguros e indubitáveis nos quais podemos verdadeiramente encontrar o verdadeiro simillimum entre os remédios listados. Mas se juntamos Quomodo com Quando geralmente o mistério se satisfaz de maneira satisfatória, e não somente remove qualquer dúvida como também fornece a prova para a solução que antes supomos ser a certa. Nessas investigações e comparações devemos também, como na precedente, obter um ponto de vista especial, é obvio. Não é suficiente, p. ex., meramente considerar movimento em relação ao resto do corpo, ou da parte afetada, devemos considerar o movimento contínuo e insipiente, assim como os variados graus de movimento. O mesmo se aplica ao ato de deitar, não devemos considerar somente a posição (de costas, de lado, dobrado, horizontal, etc.), mas também a agravação da parte afetada deitando sobre a mesma ou do lado oposto a ela; tudo isso deve ser investigado e adequado ao remédio.

Uma grande parte dessa rubrica é ocupada pela parte dos alimentos e bebidas, e isso não diz respeito somente as doenças dos órgãos digestivos, mas também às febres e outras afeções internas e externas. Aqui não é somente a quantidade do apetite, ou sede, aos quais a alopatia (em alguns casos) atribui uma certa importância, mas especialmente às aversões ou desejos por determinadas comidas ou bebidas, e mais especialmente também às condições após a ingesta de determinado tipo de comida que freqüentemente nos dá pistas sobre o remédio a ser selecionado. Todo Homeopata experiente prestará a maior atenção a esse assunto, e muito desejavel que qualquer coisa que alguém tenha descoberto sobre esse assunto deva ser coletado e publicado.

Foi mencionado acima, brevemente, que mesmo os sinais negativos, desde que pertencentes a essa rubrica, não deveriam ser negligenciados. Um exemplo demonstrará o que isso significa:

quando um paciente, a cuja condição parece adequado Pulsatilla de acordo com as cinco questões precedentes, se sente melhor quando descansa em quarto aquecido, enquanto se sente desconfortável em ar livre e frio, também gosta de comidas gordurosas e as suporta bem, ou oferece outras peculiaridades que estão em conflito com as características de Pulsatilla, isso nos ofereceria uma grande dúvida na aplicabilidade desta no caso e deveríamos procurar outro remédio que também correspondesse aos sintomas.

Sinto que o espaço para essas contribuições, que de nenhum modo parecem ter sido amplamente estendidas, não me permita entrar em muitos detalhes em um ou outro assunto pertencente a essa divisão, já que posso confessar abertamente que considero as indicações obtidas dessa e das questões seguintes as mais importantes, indubitavelmente, e portanto decisivas para a proposta terapêutica. Mesmo as inúmeras classes de ações reflexas, praticamente todas caem nessas duas rubricas, não por suas contradições internas diminuem sua importância, já que sabemos de seu valor mútuo, e estão, portanto, aptos a estimar apropriadamente o valor de cada uma delas.

7. Quando?

Essa última questão diz respeito ao horário de surgimento, agravação ou melhoria dos transtornos, e a ordem natural de evolução após a precedente, e dificilmente menos importante no tratamento do que a última.

Desde Hipócrates e seus comentários até os nossos tempos muita atenção foi concedida aos períodos de tempo nas várias fases e estadiamentos da doença. Um esforço foi feito para fixar o período e a continuidade do início, progressão, ápice, declínio e final da doença. Isso poderia, realmente, contribuir para o reconhecimento e caracterização da doença. Mas somente por acaso deve ser relegada e não modificada através de interferência médica. Não pode ser negado que não auxiliaria nada seleção do medicamento, se somente levarmos em consideração a alteração medicamentosa do curso natural da doença, o que freqüentemente fica fora de qualquer cálculo. Pelo menos eles podem ser vantajosos para o tratamento alopático, porque falta qualquer critério que indique um ou outro. Espero não ouvir aqui qualquer objeção como, p.ex.

Os retornos periódicos de uma febre apontam uma febre intermitente real ou dissimulada e portanto indicam o quinino em suas várias preparações; acredito que não encontremos um só Homeopata que em sua prática não tenha tratado vítimas desse erro.

A Homeopatia pretende algo diferente a respeito dessa questão, não apresenta nada em comum com a precedente. Mas está preocupada com dois momentos que apresentam um efeito imediato na escolha do medicamento, a saber, (a) os retornos periódicos dos sintomas mórbidos após uma cessação longa ou curta, e (b) as agravações e melhorias dependendo do horário do dia. Essas duas necessitarão de algumas palavras.

O retorno periódico dos fenômenos mórbidos freqüentemente coincidem com períodos de tempo que carreiam consigo causas particulares ocasionais. Entre as mesmas devemos enumerar os transtornos menstruais, assim como aqueles condicionados pelas estações, tempo, etc. Nos casos onde essas causas secundárias não podem ser descobertas, e isso se dá na maioria dos casos, e as crises não ocorrem em períodos próximos o suficiente para determinar uma periodicidade, eles não apresentam valor terapêutico para o Homeopata já que carecem de qualidade para uma indicação precisa.

Mas apresentam maior importância as agravações e melhorias restritas a um horário particular do dia, e isso em relação àquelas referentes a sintomas únicos ou à saúde em geral. A esse respeito a Homeopatia possui um tesouro de enorme valor derivado das experimentações que tem sido ampliadas com observações cuidadosas. Quase não existem doenças, das febres intestinais malignas às febres derivadas de transtornos locais, nas quais não exista um horário do dia no qual elas se manifestem com maior ou menor intensidade e agravações e melhorias distintas. Agora, já que os Homeopatas aprenderam essas peculiaridades dos inúmeros medicamentos durante suas patogenesias em pessoas saudáveis, eles estão aptos a fazer uso extensivo e abençoado dessas peculiaridades em seus tratamentos, e estão obrigados a agir dessa maneira para cumprir a lei Similia similibus também a esse respeito.

Para demonstrar o precedente com alguns fatos especiais, somente adicionarei aqui a importância que o horário do dia tem em relação às tosses no tocante a expectoração, assim como a respeito da facilidade com que ela é expelida, assim como sua consistência e gosto. Conhecemos algo similar em relação as fezes, e apesar da maioria dos remédios apresentar diarréia entre suas indicações, somente conhecemos dois (Conium e Kali carbonicum) cuja diarréia ocorre somente de dia e não durante a noite.

Com respeito aos transtornos que apresentam um retorno típico, independente de outras causas, temos uma considerável série de medicamentos correspondentes, sem com isso excluir os outros, quando são indiscutivelmente indicados por seus sintomas. Somente em casos nos quais esse retorno é indiscutível e definitivamente pronunciado, como por exemplo, todo anoitecer das 4 às 8 horas (Helleborus e Lycopodium), ou exatamente na mesma hora (Ant-c, Ign, Sabad), devemos dar uma importância especial e somente estar atentos a que não hajam contra-indicações.

Concluo essas contribuições, que somente rascunhei, com a esperança de poder ter adicionado uma luz na diferenciação entre a Alopatia e a Homeopatia e incitar meus colegas em sua função de tratar desses temas mais a fundo, mesmo que isso seja feito a respeito de cada uma das questões por vez.

Clemens Franz Maria von Bönninghausen

Allgemeine Homoeopathische Zeitung, Vol. 60, p. 73

Tradução do alemão por L.H. Tafel, 1908

3: O Característico

3.1 Hering – Sintoma Característico – O teste triangular.

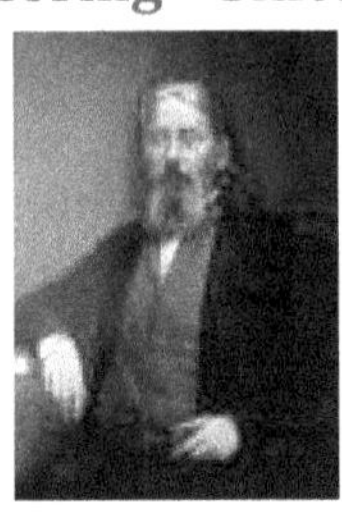

HERING'S THREE LEGGED STOOL

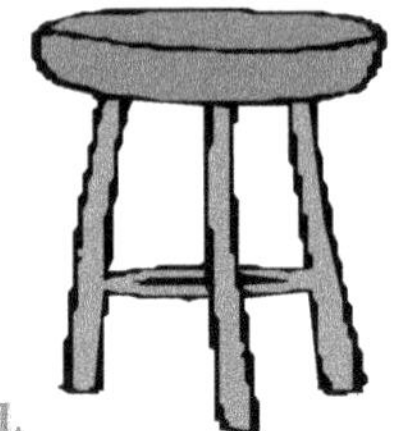

" Apliquemos o teste triangular: se encontrarmos três sintomas característicos importantes apontando para um remédio; permita-me assegurar-lhes que podemos prescrevê-lo com uma certeza quase sem erro. Eu testei sua aplicação em centenas de casos". (Let us apply the triangular test. If we find three important characteristic symptoms pointing to one remedy, let me assure you that we can apply it with almost unerring certainty. I have tested its application in hundreds of cases).

Constantine Hering

De acordo com os conselhos de Hahnemann nossa escola tem se esforçado para encontrar os sintomas característicos dos medicamentos. A definição de característico como pertencente a um único remédio é errônea".

Os sintomas com único remédio devem ser vistos com suspeita. Os característicos foram selecionados por sua Probabilidade, confirmação, corroboração e verificação clínica.

Como três pontos de apoio são suficientes para suportar qualquer objeto podemos afirmar que 3 sintomas característicos devem ser suficientes para tornar provável a cura da enfermidade".

Constantine Hering. Guiding Symptoms – prefácio.

- A conceituação do sintoma característico apresenta dois aspectos:

1. GRAU DE ESPECIFICIDADE: o raro estranho e peculiar: parágrafos 153-154 do Organon. Correspondem às rubricas com poucos medicamentos nos repertórios.
2. GRAU DE INDICAÇÃO: a probabilidade de ocorrência. Pontuação do medicamento nas rubricas dos repertórios. Permite aplicar o Teste Triangular de Hering.

Usando a função Ponto Mínimo no HomeoPro

Quando selecionar uma rubrica comum para repertorizar você pode listar as rubricas selecionadas (F8) e anotar na coluna PtM o ponto mínimo a considerar. Esta rubrica COMUM a muitos remédios tem como CARACTERÍSTICO os remédios com 3 ou 4 pontos. (Grau de Indicação. Hering).

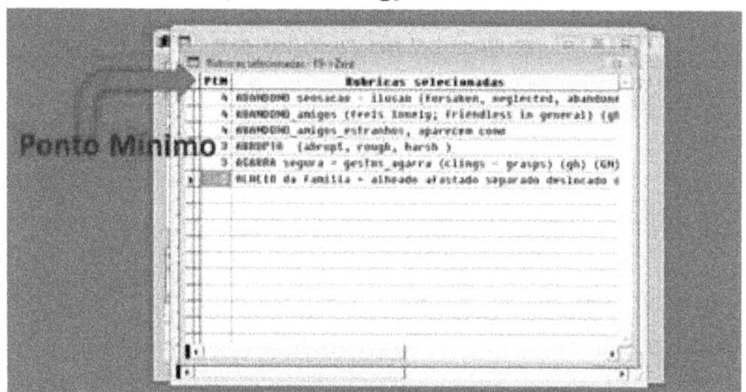

- Como uma rubrica comum pode indicar o remédio.

Inquietação nas pernas (85r). é uma RUBRICA COMUM.

acon agar alum AM-C ambr Anac Arg-n ARS ars-s-f asaf aster Bell bor cact Calc Calc-p Camph Carb-v carbn-s Caust cham chel Chin Chin-ar cimic Cimx con eupi FERR ferr-ar ferr-p Glon Graph gua hep hydrog hyos Kali-c kali-n kali-s lac-c Lach lil-t Lyc Mag-c MED Meph merc Mez morph Mosch MYGAL naja nat-ar nat-c Nat-m nat-p Nit-ac Nux-m nux-v osm ox-ac ph-ac Phos Plat prun Psor puls-n rhod RHUS-T Ruta sabad Sep spong squil stann stram Sulph Tarax TARENT TUB ust ZINC zinc-p Ziz.

- Considerar ***o grau de indicação*** dos medicamentos.
    - 3 pontos: AM-C., ARS., FERR., MED., MYGAL., RHUS-T., TARENT., TUB., ZINC.

3.2 Horst Barthel - Condições para o Característico.

Barthel descreve as condições do sintoma característico, baseado nos critérios de Hahnemann, Allen, Lippe, Nash, Boger e Cowperthwaite." *Characteristics of the Materia Medica*" , 1984.

Os característicos podem sem diferenciados no seguinte, ilustrados com 3 exemplos de Phos.

Os sintomas podem ser *peculiares*:

- *em si mesmo*, independente de alguma modalidade: desejo de compassividade, constante movimento das asas do nariz durante a pneumonia, fezes como em forma de lápis;
- *através da modalidade*: desejo de trabalhar antes da menstruação, vomitando após beber mesmo pequenas quantidades, deve segurar o tórax com ambas as mãos enquanto tosse;
- *através da localização*: bócio lado direito, dor no quadril direito, joelhos frios à noite.
- *através das sensações*: sensação de ânus aberto, de carne na laringe, geral de vazio;
- *através da extensão*: coriza que estende para o tórax, prurido estendendo-se da bifurcação do seio, dor no cóccix estende para a cabeça durante movimento dos intestinos;
- *através do início, progressão e término*: a cefaléia aumenta e diminui com o sol, hepatite crônica, dor inicia e termina lentamente;
- *através dos sintomas contrários*: indiferente aos queridos, falta de calor vital e calor agg. pequenas feridas sangram profusamente;
- *através da periodicidade*: cefaléia a cada 7 dias, pior no verão, pior no inverno.
- *através dos sintomas alternantes*: choro alternando com riso, congestão nasal alternando com fluxo nasal durante a coriza, constipação alternando com diarréia;
- *através de seqüências*: vômito de sangue seguindo supressão da menstruação, hemoptise seguindo supressão de hemorróidas, sintomas mudam da direita para esquerda;
- *através de sintomas vicariantes*: epistaxe vicariante, sangramento menstrual, sangramento generalizado;
- *através da ausência de sintomas esperados*: ausência de sede durante a febre, aumento do desejo sexual sem ereção, fraqueza causada mesmo pela menor perda de sangue.

3.3 Zoby – O Característico - Imbegriff

- Hahnemann. *Bönninghausen. Kent. Hering.*

1 §153 do Organon – Inbegriff

Elias Carlos Zoby. Homeopata Veterinário

Dedicado à turma de veterinários que fez o segundo ano da EPH em 2005.

Resumo

O Organon da Arte de Curar é a principal base teórica da Homeopatia. Ele teve seis edições originais, sendo a 5ª a mais usada até hoje. A maior diferença entre as duas últimas está na mudança das centesimais para quinquagésimas milesimais e suas implicações clínicas. Independentemente da edição, o parágrafo 153 e a palavra *Inbegriff* permanecem como os ponteiros ao escolher os sintomas sobre os quais basear a prescrição e estes são o objetivo do artigo. Foram usadas, além da 6ª edição em alemão, sete traduções do Organon. No texto eletrônico do original foi buscada a palavra *Inbegriff* e derivadas, depois foram comparados os textos entre si e nas traduções. *Inbegriff* é o" conjunto característico" dos sintomas; em contraposição a *Gesammtheit*, que é a totalidade; e a *Hauptsymptom*, que é o principal sintoma clínico. Hahnemann afirmou indubitavelmente que a prescrição deveria ser baseada no *Inbegriff*, e com a mesma ênfase excluíu a nosologia tradicional dessa consideração. Esse conjunto característico deve ser formado quase exclusivamente pelos sintomas mais chamativos/estranhos, singulares, incomuns e peculiares e estes são os característicos. Mas é preciso observar que" quase exclusivamente" não exclui todos os outros sintomas, embora mereçam pouca atenção os indefinidos que estão em quase todas as doenças. Então surge uma classe intermediária de sintomas, entre o *Inbegriff* e os indefinidos, estes são os da entidade clínica. À qual o medicamento deve adequar-se de alguma forma. Esses sintomas da entidade clínica podem estar seguramente ausentes se o medicamento escolhido for de patogenesia pobre e preencher o *Inbegriff*, mas não tão seguramente se for um policresto. O estado psíquico deve concorrer como um dos mais notáveis na formação do conjunto característico mas não prescinde das qualidades necessárias aos outros sintomas. Todos os sintomas do *Inbegriff* devem ser passíveis de reprodutibilidade patogenética, e isso exclui características imutáveis como personalidade e traços físicos raciais ou de família etc.. A prescrição deve ser baseada no *Inbegriff* e este é formado pelos sintomas mais chamativos/estranhos, singulares, incomuns e peculiares.

Introdução

O Organon da Arte de Curar é a mais importante obra de Hahnemann, e principal base teórica da Homeopatia.

Ao português foram traduzidas a 5ª e 6ª edições, e, como todas as obras importantes, sempre deram margem a críticas e dúvidas. O fato das publicações serem unilíngues devia-se ao desinteresse dos leitores em comparar originais, e ao custo de produção.

Já em 1846 saía a tradução de João Vicente Martins, pela Typ. Nictheroyense, com inúmeras incorreções e omissões de partes ou notas. Entretanto, pelo bem da justiça, deve-se contar que João Vicente não devia ter um grande conhecimento do alemão e fez o trabalho não com o objetivo de rigor científico mas somente para que os brasileiros pudessem ter acesso à obra. Embora a desculpa que ele deu para os erros não seja cabível (" multiplicidade de trabalhos em que me hei visto empenhado"), pois que só deve empreender tarefas tais quem para isso tenha tempo, o objetivo de certa forma o redime (" pôr ao alcance e proveito de todos a homoeopathia").

Edméa Marturano Villela e Izao Carneiro Soares publicaram pela primeira vez, através do Museu de Homeopatia, uma edição alemão - português. Posteriormente a republicaram, pela Robe, sem o original. Uma pena!

Se Hahnemann fez seis edições do Organon, sem dúvida a mais usada até agora foi a 5ª.

- Por quê? Talvez se pergunte o leitor.

Simplesmente porque quase toda a Homeopatia clássica que nos chegou foi feita sobre os postulados dessa edição e não da 6ª.

Esta só foi conhecida do grande público em 1921, através do esforços de Richard Haehl, William Boericke, James Ward e outros.

Hering, Kent, Mure, Dunham... trabalharam sob o manto da 5ª ed..

A maior diferença entre elas está no modo de preparação dos medicamentos, na forma de administrá-los e na agravação. Ou seja, a mudança das centesimais para as quinquagésimas milesimais e tudo em que isso implica.

Ainda hoje, no mundo, se pratica principalmente sobre a 5ª ed. e por isso é de suma importância conhecê-la e compará-la.

Todavia, independentemente de usar centesimais ou quinquagésimas milesimais, para todos permanece o parágrafo 153 e uma palavrinha, *Inbegriff*, como a voz do mestre sussurando ao ouvido do homeopata diligente quando da escolha dos sintomas sobre os quais basear a prescrição. Esse parágrafo e *Inbegriff* são o motivo deste artigo.

Objetivo

Muito se escreveu e discute sobre quais os sintomas a ser considerados para guiar a prescrição. A primeira e mais frequente dúvida, mormente para os neófitos, é: usar a" totalidade dos sintomas" , ou só os mais característicos?

Bem, a questão do que seja um sintoma característico por si só já demanda um estudo completo e minucioso, e está além do objetivo deste artigo. Este discutirá o que seja um característico apenas o necessário para cumprir o objetivo principal que é esclarecer a dúvida sobre a escolha dos sintomas pelos quais prescrever segundo o Organon da Arte de Curar.

Material e Método

Foram usadas todas as versões do Organon da Arte de Curar de Samuel Hahnemann às quais o autor teve acesso. Estas foram:

5º ed. - Tradução para o espanhol por José Sebastian Coll; para o inglês por Robert Ellis Dudgeon, esta tem um comparativo com todas as outras edições; também para o inglês foi a de Conrad Wesselhoeft.

6ª ed. - Original alemão; tradução ao português por João Vicente Martins, outra pelo Grupo Benoit Mure, outra por Edméa Marturano Villela e Izao Carneiro Soares; e a partir desta última, comparando com o original, o autor fez a sua própria e que serviu de base para o trabalho.

Tendo formatada a versão alemão / português / inglês em livro eletrônico, fez uma busca pela palavra *Inbegriff* e cotejou os parágrafos correspondentes entre si e nas diversas traduções.

Os trechos negritados não são os mesmos de Hahnemann, mas os que interessam ao assunto em pauta.

A maioria das ocorrências de *Inbegriff* estão citadas, mas deve-se notar que os parágrafos não foram sempre copiados na íntegra e todas as notas foram deixadas de fora. Isso ocorreu quando as partes excluídas não eram pertinentes ao objetivo proposto. Destarte, em hipótese nenhuma esses excertos servem para estudos completos dos parágrafos enumerados.

O original alemão foi citado nos trechos julgados importantes.

Definição de Termos

Algumas palavras precisam ser melhor compreendidas:

Inbegriff = quando se refere aos sintomas, significa resumo dos pontos principais, principais sintomas etc.; em inglês seria *tenor, contents*[1], *abridgment, abstract*; ou, como Villela e Soares," conjunto característico" , já que Hahnemann a usa neste sentido. Mas discordamos desses autores quando traduziram como" essência" por diversas vezes (§§ 16, 17, 18...) , pois essência tem sentidos mais amplos e metafísicos numa obra filosófica." Conjunto característico" diferencia-se de *Hauptsymptom* (principal sintoma, mas sem a intenção de" característico" e sim clínico, como evidenciado nos §§ 46 e 217)[2]. O Grupo Benoit Mure usou as

---

[1] *Contents* seria uma palavra adequada, visto significar: um sumário das matérias contidas num livro, na ordem em que elas ocorrem (Oxford).

[2] " Contudo, se por ocasião da erupção do sarampo, este deparar-se com uma doença semelhante a ele em

expressões" soma dos sintomas" e" totalidade dos sintomas" , o que definitivamente não dá idéia do que Hahnemann queria dizer.

- *Gesammtheit* = totalidade.
- *Umstände* = circunstâncias, o que em Homeopatia chama-se de modalidades.
- *auffallend* = fig. striking, remarkable, strange; chamativo, notável, estranho.
- *sonderlich (en)* = particular, special; remarkable, notable; particulares, especiais, notáveis.
- *ungewöhnlich (en)* = unusual, uncommon, rare; inusuais, incomuns, raros.
- *eigenheit (lichen)* = peculiarity, singularity, oddness etc.; peculiares, singulares, estranhos, únicos.

Resultados e Discussão

Por vinte e três vezes é usada a palavra *Inbegriff* ou derivada (§§ 8, 15-8, 22, 81, 100-3, 135, 152-3, 169, 181, 196, 210, 217, 241, 274)

> *§ 8: Es läßt sich nicht denken, auch durch keine Erfahrung in der Welt nachweisen, daß, nach Hebung aller Krankheitssymptome und des* ***ganzen Inbegriffs*** *der wahrnehmbaren Zufälle, etwas anders, als Gesundheit, übrig bliebe oder übrig bleiben könne, so daß die krankhafte Veränderung im Innern ungetilgt geblieben wäre.*

> Não se concebe nem se pode provar através de experiência alguma no mundo que, depois da remoção de todos os sintomas mórbidos e de **todo o conjunto característico** dos fenômenos perceptíveis, reste ou possa restar algo que não

---

seu principal sintoma (*Hauptsymptome*), a própria erupção, pode, sem dúvida alguma, removê-la e curá-la homeopaticamente." (§ 46, último subparágrafo.)

" Em tais doenças deve ser feita cuidadosa investigação de todo o conjunto característico (*Inbegriffs*) de sinais relativos aos sintomas físicos, como também, e na verdade de primeira ordem, dos sinais relativos à compreensão exata da determinada peculiaridade (do caráter) de seu sintoma principal (*Hauptsymptom*), o particular estado mental e psíquico predominante em cada caso..." (§ 217) seja a saúde, de modo a supor que a alteração mórbida no interior não desaparecesse.

§ 17: *Da nun jedesmal in der Heilung, durch Hinwegnahme des* ***ganzen Inbegriffs*** *der wahrnehmbaren Zeichen und Zufälle der Krankheit, zugleich die ihr zum Grunde liegende, innere Veränderung der Lebenskraft - also das Total der Krankheit - gehoben wird , so folgt, daß der Heilkünstler bloß den Inbegriff der Symptome hinweg zu nehmen hat, um mit ihm zugleich die innere Veränderung, das ist, die krankhafte Verstimmung des Lebensprincips - also das Total der Krankheit, die Krankheit selbst, aufzuheben und zu vernichten. Die vernichtete Krankheit aber ist hergestellte Gesundheit, das höchste und einzige Ziel des Arztes, der die Bedeutung seines Berufes kennt, welcher nicht in gelehrt klingendem Schwatzen, sondern im Helfen besteht.*

Visto que, na cura, sempre que há a remoção de **todo o conjunto característico** de sinais e fenômenos perceptíveis da doença, é removida, ao mesmo tempo, a alteração interna de sua força vital que lhe deu origem - a totalidade da doença - segue-se, então, que o artista da cura simplesmente deve tomar o conjunto característico dos sintomas a fim de afastar e aniquilar a alteração interna, isto é, a afecção do princípio vital - portanto, o total da doença, a própria doença. A doença aniquilada é a saúde restabelecida, o mais alto e único objetivo do médico que conhece o significado de sua missão, que consiste, não em falatórios que soam a erudição, mas no auxílio ao doente.

§ 18: *Von dieser nicht zu bezweifelnden Wahrheit, daß, außer der* ***Gesammtheit der Symptome,*** *unter Hinsicht auf die begleitenden Umstände (§5) an Kranheiten auf keine Weise etwas auszufinden ist, wodurch sie ihr Hülfe-Bedürfniß ausdrücken könnten, geht unwidersprächlich hervor, daß der* ***Inbegriff*** *aller, in jedem einzelnen Krankheitsfalle wahrgenommenen Symptome und Umstände die einzige Indication, die einzige Hinweisung auf ein zu wählendes Heimittel sei.*

Dessa indubitável verdade, isto é, que não há, de modo algum, nas doenças, salvo a **totalidade dos sintomas** e suas circunstâncias (§5), nada que possa ser encontrado e que expresse a necessidade de intervenção do auxílio à doença, depreende-se, inegavelmente, que o **conjunto característico** de todos os sintomas percebidos e das circunstâncias em cada caso individual de doença é a única indicação, o único diretor do meio de cura a ser escolhido.

Logo na primeira leitura dos parágrafos anteriores se depreende que os sintomas e suas modalidades são tudo que o médico pode encontrar na doença. Excluindo os raciocínios sobre patofisiologia oculta desse quadro. Sendo removidos todos os sintomas e sinais de doença, o que pode restar senão a saúde?

O entendimento exato do texto sublinhado no parágrafo 18 é capital para toda a prática homeopática. Diversos tradutores deram-lhe diversas versões:

- " ... conjunto de síntomas..." ..." ... suma de síntomas..." (J. S. Coll, 1844);
- " ... reunião dos symptomas..." ..." ... somma dos symptomas..." (J. V. Martins, 1846);
- " ... totality of symptoms..." ..." ... totality of symptoms..." (C. Wesselhoeft, 1879);
- " ... totality of the symptoms..." ..." ... the sum of all the symptoms..." (Dudgeon, 1893);
- " ... totalidade dos sintomas..." ..." ... a soma desses sintomas..." (Grupo Benoit Mure, 1984);
- " ... totalidade dos sintomas..." ..." ... a essência de todos os sintomas..." (Villela e Soares, 1996).

Hahnemann não queria dizer que a prescrição deveria ser pela" totalidade dos sintomas" , pois quando ele a isso se referia usava a expressão" *Gesammtheit der Symptome*" . Ele se referia, sim, a um conjunto de sintomas que fosse representativo da totalidade do caso e para isso usou a palavra" *Inbegriff*" .

Quais os sintomas que formariam esse *Inbegriff* ele especificou no parágrafo 153, que será esmiuçado mais adiante.

§ 22: *Indem aber an Krankheiten nichts aufzuweisen ist, was an ihnen hinwegzunehmen wäre, um sie in Gesundheit zu verwandeln, als der Inbegriff ihrer Zeichen und Symptome, und auch die Arzneien nichts Heilkräftiges aufweisen können, als ihre Neigung, Krankheits-Symptome bei Gesunden zu erzeugen und am Kranken hinwegzunehmen, so folgt auf der einen Seite, daß Arzneien nur dadurch zu Heilmitteln werden und Krankheiten zu vernichten im Stande sind, daß das Arzneimittel durch Erregung gewisser Zufälle und Symptome, das ist, durch Erzeugung eines gewissen künstlichen Krankheits-Zustandes die schon vorhandnen Symptome, nämlich den zu heilenden, natürlichen Krankheitszustand, aufhebt und vertilgt, - auf der andern Seite hingegen folgt, daß für den Inbegriff der Symptome der zu heilenden Krankheit diejenige Arznei gesucht werden müsse, welche (je nachdem die Erfahrung zeigt, ob die Krankheitssymptome durch ähnliche oder durch entgegengesetzte Arznei-Symptome am leichtesten, gewissesten und dauerhaftesten aufzuheben und in Gesundheit zu verwandeln sind) ähnlich oder entgegengesetzte Symptome zu erzeugen, die meiste Neigung bewiesen hat.*

Contudo, como nas doenças, salvo o conjunto característico de seus sinais e sintomas, não há nada que indique o que nelas deva ser removido a fim de transformá-las em saúde e também porque os medicamentos não podem apresentar nenhuma força curativa, a não ser sua propensão para provocar sintomas mórbidos em pessoas sadias e para removê-los em pessoas doentes, segue-se, então, por um lado, que os medicamentos só se tornam meios de cura capazes de aniquilar doenças porque produzem certos fenômenos e sintomas, isto é, geram uma certa condição artificial de doença que remove e anula os sintomas já existentes, a saber, o estado mórbido natural a ser curado; por outro lado, conclui-se que, para o conjunto característico dos sintomas da doença a ser curada, deve ser buscado aquele medicamento que demonstre a maior propensão para provocar sintomas semelhantes ou sintomas opostos mostrando, de acordo com a experiência, se os sintomas mórbidos são removidos, anulados e transformados em saúde da maneira mais fácil, certa e duradoura pelos sintomas medicamentosos semelhantes ou pelos sintomas opostos.

§ 81 (segunda nota): ... *Aus Allem diesen erhellet, daß diese* ***nutzlosen und mißbräuchlichen Krankheitsnamen****, keinen Einfluß auf die Curart eines ächten Heilkünstlers haben dürfen, welcher weiß, daß er die Krankheiten nicht nach der Namens-Aehnlichkeit eines einzelnen Symptoms, sondern nach dem ganzen Inbegriffe aller Zeichen des individuellen Zustandes, jedes einzelnen Kranken zu beurtheilen und zu heilen habe, dessen Leiden genau auszuspähen er die Pflicht hat, sie aber nie bloß hypothetisch voraussetzen darf. ...*

... De tudo que foi exposto fica claro que esses **nomes de doenças inúteis e arbitrários** não podem ter nenhuma influência no tratamento empregado por um legítimo artista da cura, o qual sabe que deve julgar e tratar as doenças não de acordo com a semelhança dos nomes de um sintoma isolado, mas sim de acordo com o conjunto característico completo de todos os sinais do estado individual de cada doente isolado, cujos padecimentos ele tem o dever de investigar cuidadosamente e nunca meramente pressupor de maneira hipotética. ...

Aqui, explicitamente, fica excluída a nosologia tradicional da consideração quanto à escolha medicamentosa, é reforçada a recomendação sobre o conjunto característico e é cobrada a investigação cuidadosa de **todos os sintomas**, que não devem ser pressupostos hipoteticamente.

§ 100: Na investigação do conjunto característico dos sintomas (*Symptomen-Inbegriffs*) das doenças epidêmicas ou esporádicas, é indiferente que tenha ocorrido algo semelhante no mundo, sob este ou aquele nome. ...

§ 101: É bem provável, ao se lhe apresentar o primeiro caso de um mal epidêmico, que o médico não obtenha, de imediato, o quadro completo do mesmo, visto que cada uma dessas doenças coletivas apresenta o conjunto característico de seus sintomas e sinais (den Inbegriff ihrer Symptome und Zeichen) somente ao longo de uma observação precisa de vários casos. No entanto, o médico investigador criterioso, logo no primeiro ou segundo doente, pode chegar, muitas vezes, tão perto de sua verdadeira situação que apreende daí um quadro característico - e encontra logo um medicamento adequado e homeopaticamente conveniente.

§ 102: ... É certamente de uma mesma fonte que provém, consequentemente, a mesma doença de todos aqueles que contraíram a epidemia em curso, mas toda a extensão de tal epidemia e a **totalidade de seus sintomas** (***Gesammtheit ihrer Symptome***) (cujo conhecimento faz parte da visão de conjunto do quadro completo da doença, a fim de permitir a escolha do meio de cura homeopático mais adequado para esse conjunto característico de sintomas) não pode ser percebida num único doente isoladamente, mas, ao contrário, somente será perfeitamente deduzida e descoberta (abstraída) através dos sofrimentos de vários doentes de diferentes constituições físicas.

§ 103: *... indem auch bei ihnen der eine Kranke nur einen Theil derselben an sich trägt, ein zweiter, ein dritter u.s.w. wiederum an einigen andern Zufällen leidet, welche ebenfalls nur ein gleichsam abgerissener Theil aus der Gesammtheit der, den ganzen Umfang des einen und desselben Siechthums ausmachenden Symptome sind, so daß nur an sehr vielen einzelnen dergleichen chronischen Kranken, der Inbegriff aller, zu einem solchen miasmatischen, chronischen Siechthume, insbesondere der Psora gehörigen Symptome ausgemittelt werden konnte, ohne deren vollständige Uebersicht und Gesammt-Bild die, homöopathisch das ganze Siechthum heilenden (namentlich antipsorischen) Arzneien nicht ausgeforscht werden konnten, welche zugleich die wahren Heilmittel der einzelnen, an dergleichen chronischen Uebeln leidenden Kranken sind.*

... Enquanto um doente é portador de apenas uma parte dos sintomas, um segundo, um terceiro etc., apresentam alguns outros dados que são, igualmente, apenas uma parte como que fragmentada da totalidade dos sintomas que constituem toda a extensão da única e mesma doença, de modo que o conjunto característico de todos esses sintomas que pertencem a tais doenças crônicas pode ser averiguado, isoladamente, em numerosos doentes portadores da mesma doença crônica, sem cuja completa visão de conjunto e um quadro integral não é possível descobrir os medicamentos capazes de curar homeopaticamente todo o mal (isto é, antipsóricos) e que são, ao mesmo tempo, os verdadeiros meios de cura dos doentes que sofrem individualmente desse mesmo mal crônico.

§ 135: *Der Inbegriff aller Krankheits-Elemente, die eine Arznei zu erzeugen vermag, wird erst durch vielfache, an vielen dazu tauglichen, verschiedenartigen Körpern von Personen beiderlei Geschlechts angestellte Beobachtungen, der Vollständigkeit nahe gebracht. ...*

O conjunto característico de todos os elementos da doença que um medicamento é capaz de produzir somente pode aproximar-se do quadro completo mediante numerosas observações feitas em vários organismos de pessoas de ambos os sexos, diversamente constituídos e adequados para tal fim. ...

§ 152: Quanto mais grave for a doença aguda, tanto mais numerosos e notáveis serão os sintomas que a constituem, mas tanto mais seguramente ela permite também encontrar um medicamento apropriado, se houver, à nossa escolha, um número suficiente de medicamentos conhecidos em seu efeito positivo. Entre a série de sintomas de muitos medicamentos é possível encontrar sem dificuldade um cujos elementos mórbidos isolados permitam compor um quadro muito semelhante da doença artificial curativa em contraposição ao conjunto característico dos sintomas (*Symptomen-Inbegriffe*) da doença natural; esse é o medicamento que deve ser o meio de cura desejado.

§ 153: *Bei dieser Aufsuchung eines homöopathisch specifischen Heilmittels, das ist, bei dieser Gegeneinanderhaltung des Zeichen-Inbegriffs der natürlichen Krankheit gegen die Symptomenreihen der vorhandenen Arzneien, um unter diesen eine, dem zu heilenden Uebel in Aehnlichkeit entsprechende Kunstkrankheits-Potenz zu finden, sind die* ***auffallendern, sonderlichen, ungewöhnlichen*** *und* ***eigenheitlichen*** *(charakteristischen) Zeichen und Symptome* des Krankheitsfalles, besonders und fast einzig fest in's Auge zu fassen; denn vorzüglich diesen, müssen sehr ähnliche, in der Symptomenreihe der gesuchten Arznei entsprechen, wenn sie die passendste zur Heilung sein soll. Die allgemeinern und unbestimmtern: Eßlust-Mangel, Kopfweh, Mattigkeit, unruhiger Schlaf, Unbehaglichkeit u. s. w., verdienen in dieser Allgemeinheit und wenn sie nicht näher bezeichnet sind, wenig Aufmerksamkeit, da man so etwas Allgemeines fast bei jeder Krankheit und jeder Arznei sieht.*

Nessa procura do meio de cura homeopático específico, isto é, nessa confrontação do conjunto característico dos sinais da doença natural contra a série de sintomas dos medicamentos existentes a fim de encontrar um cujas potências mórbidas artificiais correspondam, por semelhança, ao mal a ser curado, deve-se, seguramente, atentar especialmente e quase que exclusivamente para os mais **chamativos/estranhos, singulares, incomuns** e **peculiares** (característicos) sinais e sintomas do caso de doença, pois na série de sintomas produzidos pelo medicamento escolhido, é principalmente a estes que devem corresponder sintomas muito semelhantes, a fim de que seja mais conveniente à cura. Os sintomas mais gerais e indefinidos: falta de apetite, dor de cabeça, debilidade, sono inquieto, mal-estar etc., merecem pouca atenção devido ao seu caráter vago, se não puderem ser descritos com mais precisão, pois algo assim geral pode ser observado em quase todas as doenças e medicamentos.

Este parágrafo merece estudo mais aprofundado após um comparativo entre as diversas versões:

- " predominantes, singulares, estraordinarios y característicos" (J. Sebastian Coll)
- " decisivos, singulares, extraordinários e característicos" (J. V. Martins)
- " prominent, uncommon, and peculiar" (C. Wesselhoeft)
- " striking, singular, uncommon and peculiar" (Dudgeon)
- " striking, singular, extraordinary, and peculiar" (Adolph Lippe)
- " fortes, singulares, incomuns e peculiares" (Grupo Benoit Mure)
- " evidentes, singulares, incomuns e próprios" (Villela e Soares).

Ele usou quatro palavras de sentidos muito próximos (*auffallendern, sonderlichen, ungewöhnlichen, eigenheitlichen*), quase sinônimos, para reforçar a mesma idéia. Hahnemann não fala exatamente da raridade do sintoma em termos numéricos, mas quanto à sua notabilidade por ser estranho e peculiar. Isso corrobora o ensino de homeopatas posteriores, como Hering e Kent, para não basear a prescrição no sintoma de medicamento único (raro).

É principalmente a esses que devem corresponder os sintomas do medicamento. Mas" principalmente" ," quase exclusivamente" , não excluem totalmente os outros sintomas, os quais não devem ser guias mas podem ser auxiliares para adequar o medicamento aos contornos gerais da entidade clínica, sem deter-se em sintomas comuns encontrados em quase todas as enfermidades.

Então, esses sintomas, por assim dizer, de classe intermediária entre os do *Inbegriff* e os indefinidos, quais seriam? Os da doença, à qual o medicamento deve ter alguma semelhança.

A prática e o Organon todavia ensinam que se deve ser mais permissivo quanto à falta desses sintomas intermediários quando da prescrição de medicamentos com patogenesia pobre. Conforme o parágrafo 164, bem como o inverso (§ 165). Caso contrário cai-se facilmente na armadilha dos policrestos, conforme alertado nos parágrafos 257 e 258.[3]

---

[3] " O legítimo artista da cura saberá evitar transformar em favoritos certos medicamentos que

Este autor ficaria muito inseguro ao prescrever um policresto que não tivesse semelhança aos sintomas da entidade clínica de que sofre o paciente, mas ficaria contente em prescrever um medicamento de escassa patogenesia que preenchesse apenas o *Inbegriff*.

§ 164: O pequeno número de sintomas homeopáticos existentes no medicamento melhor escolhido, não causa, contudo, no caso em questão, nenhum prejuízo para a cura se esses poucos sintomas medicamentosos forem, principalmente, **de tipo incomum e especialmente distintivos** (**característicos**) da doença; segue-se, então, a cura sem distúrbios particulares.

§165: Se, porém, não houver exata semelhança entre os sintomas do medicamento escolhido e os sintomas distintivos (característicos), singulares, incomuns do caso de doença e se o medicamento, apenas corresponde à doença nos seus estados gerais, não exatamente descritos, indefinidos (náusea, debilidade, dor de cabeça etc.) e se não houver, entre os

talvez, por casualidade, ele tenha mais freqüentemente julgado convenientes e em cujo emprego tenha obtido êxito. Procedendo desse modo, serão deixados de lado alguns medicamentos de emprego mais raro que seriam mais apropriados homeopaticamente e, por conseguinte, mais eficazes." (§ 257)

" Tampouco o legítimo artista da cura deixará de empregar em suas atividades clínicas, por falta de confiança, medicamentos que, por escolha inadequada (portanto, por sua própria culpa), às vezes mostraram maus resultados, nem evitará seu emprego por outros motivos (falsos), como o fato de não serem homeopáticos para o caso de doença, tendo em vista a verdade de que, de todas as potências morbíficas medicamentosas, somente merece a preferência e atenção aquela que, em cada caso de doença mais corresponda em exatidão, quanto à semelhança, à totalidade dos sintomas característicos e de que nenhuma paixão mesquinha pode imiscuir-se nessa escolha séria." (§ 258) medicamentos conhecidos, nenhum homeopaticamente apropriado, o artista da cura não deve esperar, então, nenhum resultado imediatamente favorável do emprego desse medicamento homeopático.

§169: *Wenn man bei der ersten Untersuchung einer Krankheit und der ersten Wahl der Arznei finden sollte, daß der Symptomen-Inbegriff der Krankheit nicht zureichend von den Krankheits-Elementen einer einzigen Arznei gedeckt werde - eben der unzureichenden Zahl gekannter Arzneien wegen, daß aber zwei Arzneien um den Vorzug ihrer Paßlichkeit streiten, deren eine mehr für den einen, die andere mehr für den andern Theil der Zeichen der Krankheit homöopathisch paßt, so läßt sich nicht anrathen, nach Gebrauch der vorzüglichern unter den beiden Arzneien, unbesehens die andre in Gebrauch zu ziehen weil die sich als zweit-beste kundgegebne Arznei, bei indeß veränderten Umständen, nicht mehr für den Rest der dann noch übrig gebliebenen Symptome passen würde, in welchem Falle folglich, für den neu aufgenommenen Symptomen-Bestand ein andres, homöopathish passenderes Arzneimittel an des zweiten Stelle zu wählen ist.*

Se no primeiro exame de uma doença e na primeira escolha de um medicamento, ocorre a constatação de que o conjunto característico dos sintomas da doença não é suficientemente coberto pelos elementos mórbidos de um único medicamento - devido ao número insuficiente de medicamentos conhecidos - mas que dois medicamentos competem para serem os preferidos quanto à sua conveniência, sendo que um é mais adequado homeopaticamente para uma parte dos sintomas e o outro mais conveniente para a outra parte, não é aconselhável, após o emprego do mais conveniente dos dois, administrar o outro sem novo exame, pois o medicamento que se mostrava como o segundo para a escolha, já não será adequado ao resto dos sintomas que ainda permanecerem, em razão de uma alteração nas circunstâncias ocorridas nesse ínterim. Conseqüentemente, nesse caso, para o novo grupo de sintomas a ser constatado, deve ser escolhido um outro medicamento homeopático mais adequado, em lugar do segundo.

§ 210: Der Psora gehört fast alles an, was ich oben einseitige Krankheiten nannte, welche dieser Einseitigkeit wegen, (wo vor dem einzelnen, großen, hervorragenden Symptome alle übrigen Krankheits-Zeichen gleichsam verschwinden) schwieriger heilbar scheinen. Dieser Art sind die sogenannten Gemüths- und Geistes-Krankheiten. Sie machen jedoch keine von den übrigen scharf getrennte Classe von Krankheiten aus, indem auch in jeder der übrigen sogenannten Körperkrankheiten, die Gemüths- und Geistes- Verfassung allemal geändert ist, und in allen zu heilenden Krankheitsfällen, der Gemüthszustand des Kranken, als eins der vorzüglichsten mit in den Inbegriff der Symptome aufzunehmen ist, wenn man ein treues Bild von der Krankheit verzeichnen will, um sie hienach mit Erfolg homöopathisch heilen zu können.*

Estão associadas à psora quase todas as doenças que chamei acima de parciais e que, em virtude dessa parcialidade, são mais difíceis de curar (já que todos os seus outros sinais mórbidos como que desaparecem diante do único grande sintoma predominante). Desse tipo são as chamadas doenças psíquicas e mentais. Elas não constituem, porém, uma classe nitidamente isolada de todas as outras, pois em todas as demais, assim chamadas doenças físicas, a disposição psíquica e mental está sempre se modificando* e, em todos os casos de doença, que devem ser curados, **o estado psíquico do enfermo deve concorrer como um dos mais notáveis no conjunto característico de sintomas**, se quisermos traçar um quadro fidedigno da doença, a fim de, a partir daí, poder tratá-la homeopaticamente com êxito.

*** Nota de Hahnemann:**

Quantas vezes, por exemplo, não se encontra um psiquismo dócil e suave em doentes que padecem de doenças com dores muito intensas há vários anos, fazendo com que o artista da cura sinta-se inclinado a dispensar-lhe respeito e comiseração. Porém, se ele vencer a doença, restabelecendo a saúde do doente - como não raro é possível ocorrer segundo o método homeopático - o médico, então, freqüentemente se espanta e se atemoriza ante a terrível alteração do psiquismo, pois muitas vezes presencia ingratidão, crueldade, maldade refinada e os caprichos mais degradantes e desonrosos para a humanidade, os quais eram justamente peculiares a tal doente antes de adoecer. Aqueles que, quando sadios, eram pacientes, tornam-se obstinados, violentos, precipitados e até mesmo intolerantes e caprichosos ou impacientes ou desesperados. Os que antes eram castos e tímidos surgem como luxuriosos e despudorados. Uma pessoa de cabeça lúcida se torna, não raro, embotada, enquanto que uma pessoa lenta, às vezes se torna uma pessoa de grande presença de espírito e rapidez de decisões etc..

Atentar que o estado psíquico, se deve concorrer como um dos mais notáveis entre os sintomas, não prescinde das qualidades enumeradas no parágrafo 153 para os característicos.

§ 217: Em tais doenças deve ser feita cuidadosa investigação de todo o conjunto característico de sinais relativos aos sintomas físicos, como também, e na verdade de primeira ordem, dos sinais relativos à compreensão exata da determinada peculiaridade (do caráter) de seu sintoma principal (*Hauptsymptoms*), o particular estado mental e psíquico predominante em cada caso, a fim de encontrar-se, para se extinguir toda a doença, entre os medicamentos conhecidos pelos seus efeitos puros, uma potência medicamentosa morbífica homeopática que apresente na sua relação de sintomas a maior semelhança possível, não somente com os sintomas presentes nesse caso, mas também e especialmente com essa condição mental e psíquica.

Analisando apenas os textos citados é possível chegar ao entendimento de quais sintomas Hahnemann recomendava tomar para basear a prescrição de forma que" ... depois da remoção de todos os sintomas mórbidos e de todo o conjunto característico (*Inbegriffs*)" não reste outra senão a saúde." ... O artista da cura simplesmente deve tomar o conjunto característico dos sintomas

(*Inbegriff der Symptome*) a fim de afastar e aniquilar a alteração interna, isto é, a afecção do princípio vital... a própria doença."

Pois se" ... não há, de modo algum, nas doenças, salvo a totalidade dos sintomas e suas circunstâncias..." e se" ... o conjunto característico de todos os sintomas percebidos e das circunstâncias em cada caso individual de doença é a única indicação, o único diretor do meio de cura a ser escolhido..." , conclui-se facilmente que" ...salvo o conjunto característico de seus sinais e sintomas, não há nada que indique o que nelas deva ser removido a fim de transformá-las em saúde..."

Mais ainda" ... de tudo que foi exposto fica claro que esses nomes de doenças inúteis e arbitrários não podem ter nenhuma influência no tratamento empregado por um legítimo artista da cura, o qual sabe que deve julgar e tratar as doenças não de acordo com a semelhança dos nomes de um sintoma isolado, mas sim de acordo com o conjunto característico completo de todos os sinais do estado individual de cada doente isolado..."

Sem, no entanto, perder de vista que" o conjunto característico de todos os elementos da doença que um medicamento é capaz de produzir somente pode aproximar-se do quadro completo mediante numerosas observações feitas em vários organismos de pessoas de ambos os sexos, diversamente constituídos e adequados para tal fim" . Em outras palavras, **não é o paciente que deve conter o medicamento e sim o contrário**.

E quando o artista da cura encontrar o medicamento homeopático que produza" um quadro muito semelhante da doença artificial curativa em contraposição ao conjunto característico dos sintomas da doença natural; esse é o medicamento que deve ser o meio de cura desejado."

Mas quais são os sintomas que formam o" conjunto característico" a ser comparado?" Deve-se, seguramente, atentar especialmente e quase que exclusivamente para os mais **chamativos/estranhos, singulares, incomuns** e **peculiares"** .

É importante observar o" quase" de Hahnemann, sem isso pode-se resvalar facilmente para a prescrição baseada em simples bizarrices fortuitas que não condicionam a vida do paciente. O medicamento deve adequar-se ao caráter geral do paciente, embora mereçam pouca atenção" os sintomas mais gerais e indefinidos" que," devido ao seu caráter vago" , podem ser observados" em quase todas as doenças e medicamentos" .

Mas que caráter geral é esse? Será a personalidade do indivíduo; características de nascimento, tais como cor, propensão a certas formas do corpo, marcas de família...? Não! Esse caráter geral é a forma como ele se mostra em seu humor, comportamento, medos, funções e disfunções; ou seja, sua forma própria de reagir frente aos estímulos e noxas, numa palavra, idiossincrasia. Pois se" deve ser buscado aquele medicamento que demonstre a maior propensão para provocar sintomas semelhantes" , aquele que" pelos seus efeitos puros... apresente na sua relação de sintomas a maior semelhança possível" , **os sintomas que formarão o conjunto característico (*Inbegriff*) devem obrigatoriamente serem passíveis de reprodutibilidade patogenética**. Características como cor natural dos olhos e da pele, bem como todas as características de família ou raciais não têm a ver com os característicos de que fala Hahnemann e nem este autor.

Os sintomas mentais devem obedecer aos mesmos critérios.

Mesmo nas" chamadas doenças físicas, a disposição psíquica e mental está sempre se modificando" e não pode ser deixada de lado pois" o estado psíquico deve concorrer como um dos mais notáveis no conjunto característico de sintomas" . Mas de novo é preciso pensar e entender o que está escrito, note que ele diz" disposição" e" estado" que" está sempre se modificando" . Disposição e estado não são formas de ser, não são a personalidade do indivíduo, são o que Flora DABBAH[4] chamou de humor. Esses são os sintomas mentais que podem ser provocados nas experimentações e curados nos enfermos. O medicamento homeopático não corrige personalidades, não santifica ninguém, apenas devolve a saúde.

Conclusão

---

[4] DABBAH, F. **O Sintoma Característico.** Conferência de dezembro de 1985. Rio de Janeiro: GEHJTK, 1990. p. 15.

As más traduções levam a muitas confusões sobre os sintomas que devem ser escolhidos para basear a prescrição. As expressões" totalidade" e" soma dos sintomas" induzem fatalmente à fixação na totalidade numérica.

Os homeopatas mais experientes fazem verdadeiros exercícios de lógica para adequar o que aprendem com a prática a essas más traduções. O autor já viu diversos grandes homeopatas tentarem coadunar isso usando termos como" totalidade característica" e outros assim, quando na verdade a simples leitura correta do original nem deixaria espaço para tergiversações.

Simplesmente a prescrição deve ser baseada no *Inbegriff*, o conjunto característico dos sintomas, **o qual é formado pelos sinais e sintomas mais chamativos/estranhos, singulares, incomuns e peculiares.** E estes são os característicos.

Referências Bibliográficas

HAHNEMANN, C. F. Samuel. **Exposicion de la Doctrina Médica Homeopatica ú Organon del Arte de Curar**. Tradução da 5ª ed. por D. José Sebastian Coll. Madrid: Typographia de Ignacio Boix, 1844. 427 p.

____. **Organon de Hahnemann ou Exposição das Doutrinas Homoeopathicas**. Tradução da 5ª ed. por João Vicente Martins. Nictheroy: Typ. Nictheroyense de Rego e Comp., 1846. 121 p.

____. **Exposição da Doutrina Homeopática ou Organon da Arte de Curar**. Tradução da 6ª ed. por Eric Grüen. 2ª ed. São Paulo: Grupo de Estudos Benoit Mure, 1984. 177 p.

____. **Organon da Arte de Curar**. Tradução da 6ª ed. por Edméa Marturano Villela e Izao Carneiro Soares. 2ª ed. São Paulo: Robe, 1996. 248 p.

____. **Organon of Medicine**. Tradução da 5ª ed. comparada com todas as outras por R. E. Dudgeon. New Delhi: B. Jain, 1995 (reimp.). 224 p.

____. **Organon of the Art of Healing**. Tradução da 5ª ed. por Conrad Wesselhoeft. New York e Philadelphia: Boericke & Tafel, 1879. 244 p.

____. **Organon da Arte de Curar**. 5ª e 6ª eds., alemão - português - inglês. Compilado e parcialmente traduzido por Elias Carlos Zoby. Edição eletrônica no programa Concordância Homeopática.

HOUAISS, Antônio; AVERY, Catherine B. Novo Dicionário Barsa das Línguas Inglesa e Portuguesa. New York: Meredith, 1979. v. 1. 2 v.

OXFORD English Dictionary. 2ª ed. eletrônica. Oxford: Oxford Univ., 1994.

THIEME-PREUSSER: Dictionary of the English and German Languages. Dresden: Erwin Haendcke, 1903. 763 p.

4: Modelos de Matriz dos Sintomas

Sintomas – Níveis Hierárquicos – Valor Característico

Tratado relacionado ao valor (característico) maior ou menor dos sintomas que ocorrem em uma doença, com o intuito de normatizar ou basear a seleção terapêutica do remédio" . É um hexâmetro datado do mesmo período, mas derivado de escolas teológicas; ele é, na verdade, uma construção abalada, ainda assim contém resumida e completamente os vários momentos de acordo com os quais uma doença moral deve ser julgada de acordo com suas peculiaridades e intensidade. O verso é o seguinte:" ***Quis? quid? ubi? quibus auxiliis? cur? quomodo? quando?"*** *As sete rubricas designadas nessa máxima parecem conter todos os momentos essenciais necessários para a lista da imagem completa de uma doença. Permita-me, entretanto, adicionar minhas notas a esse esquema, desejando de que esse hexâmetro, originariamente criado para ser utilizado por teólogos, possa agora também ser impresso na memória dos Homeopatas e colocado em uso pelos mesmos.*

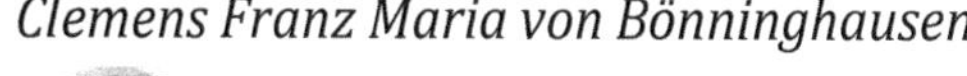

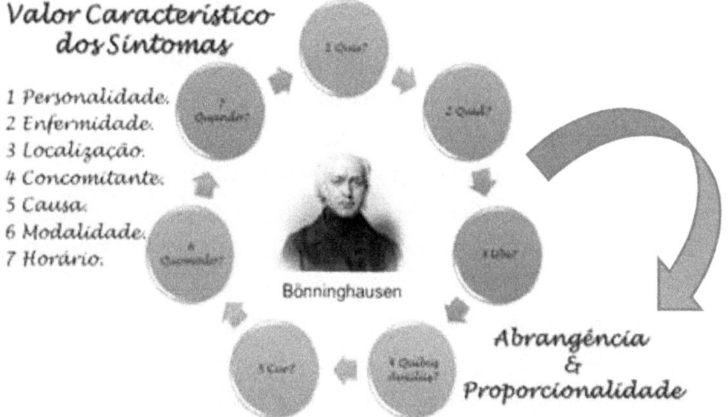

- **Identificar nas RUBRICAS**: (1) Homogênea X Heterogênea (Fonte). (2) Grau de Especificidade. (3) Historicidade.
- **Identificar nos REMÉDIOS das rubricas**: (1) Grau de Indicação (Pts). (2) Reino. (3) Correspondência Miasmática. (Ver *Funil da Indicação*).
    - *Quando Montar o Arranjo dos Sintomas considere todos estes aspectos. Anote sempre a RUBRICA GERAL e abaixo dela as Rubricas em Particular (sub-rubricas da Geral).*

Dimensões da totalidade (Grade Semiológica Versão 2003)

1. Mosaico dos sintomas singulares.
2. Arranjo harmônico (Matriz). Representações da totalidade.
3. Conjuntos e Núcleos Miasmáticos.
4. Característicos.
5. Temática.
6. Historicidade.
7. Compreensão.

1 – Os sintomas singulares

- Conceito de Totalidade referida ao sintoma

- **Sintoma completo** é todo sintoma que apresenta, pelo menos, três das quatro partes constituintes dos sintomas.

Cada sintoma pode ser **DESMEMBRADO** em suas partes constituintes:

1. o **FENÔMENO** ou tipo do sintoma: Mental, Dor ou Sensação, Disfunção, Lesão.
2. a **LOCALIZAÇÃO**: Lateralidade; partes do corpo.
3. as **CIRCUNSTÂNCIAS** que o modificam: Causalidade, Agravação & melhoria, Horário.
4. eventualmente, o **CONCOMITANTE**.

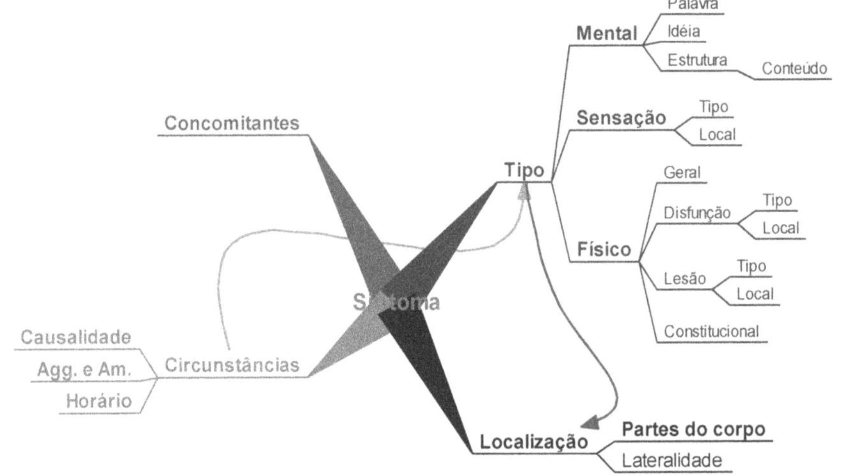

2 - Grade semiológica (Matriz dos Sintomas) - A idéia que ordena os sintomas na Totalidade Característica

Abrangência & Proporcionalidade

Os sintomas dos medicamentos e da identificados na clínica homeopática podem ser distribuídos na seguinte grade semiológica. Para repertorizar selecione as rubricas características levando em consideração a abrangência - representantes de núcleos sintomáticos distintos e a proporcionalidade - equilíbrio entre o número das rubricas.

Núcleos sintomáticos

A: Fenômenos. B: Localização.
C: Circunstâncias. D: Concomitante.

AM Estado mental

AM1 Temática do Entendimento

1 Identidade & Relação consigo.
2 Imaginário & Sonhos.
3 Perda & Nostalgia.
4 Insegurança & Ameaça.

AM2 Temática da Vontade

1 Relação & Sensibilidade.
2 Desejos & Aversões.
3 Caráter & Responsabilidade.
4 Atividade & Conduta.

AM3 Temática da Memória

1 Temporalidade & Reação.
2 Ansiedades & Medos.
3 Culpa & Perseguição.
4 Sentimentos & Traumas.

AM0 Alteração da Função

1 Vigília.
2 Concentração.
3 Pensamento.
4 Vontade.
5 Memória.
6 Humor.
7 Temperamento.

AG Sintomas Gerais Físicos

1 Constituição.
2 Tônus vital.
3 Sensibilidade: Calorento. Friorento.
4 Transpiração.
5 Sono.
6 Apetite & Sede.
7 Desejos & Aversões alimentares.
8 Sexualidade.
9 Menstruação.
10 Descargas & sangramentos.
11 Calafrio & Febre.
12 Circulação & Pulso.

AP Sintomas Particulares

AP1 Dores

Tipo; local; circunstâncias.

AP2 Sensações

Tipo; local; circunstâncias.

AP3 Disfunções

Tipo; local; circunstâncias.

AP4 Lesões

Tipo; local; circunstâncias.

B Localização

1 Lateralidade.
2 Partes do corpo.

C Modalidades

1 Causa.
2 Agravação.
3 Melhoria.
4 Horário.
5 Periodicidade.

D Concomitantes

Sintomas concomitantes.

3 – Conjuntos e núcleos miasmáticos

- Identificar os marcadores miasmáticos. (Ver Fundamentos da Homeopatia. Aldo Farias Dias. Editora Cultura Médica, 2000.)

	Psora	Sycosis	Syphilis
Etiologia antecedentes			
Estado mental			
Sensações			
Modalidades			
Manifestações clínicas			

4 – Característicos

* *A conceituação do sintoma característico apresenta dois aspectos*:

1. Grau de especificidade: o raro estranho e peculiar. parágrafos 153 e 154 do Organon. Correspondem às rubricas com poucos medicamentos nos repertórios.
2. Grau de indicação: a probabilidade de ocorrência. Pontuação do medicamento nas rubricas dos repertórios.

> " A definição de característico como sendo um" sintoma com único medicamento" é bastante errada. Este sintoma único ocorrendo entre uma grande coleção de sintomas é muito suspeito. Pelo contrário, todas os nossos característicos mais comprovados não se encontram nestes sintomas isolados" . *Hering, prefácio Guiding symptoms.*

Os sintomas característicos são obtidos:

1. pela experimentação no homem são, com os devidos cuidados; tanto quanto possível com a mesma preparação, mas em diferentes potências e em diferentes constituições, durante influências atmosféricas e lugares distintos;
2. organizando os sintomas observados de acordo com o mesmo esquema, permitindo comparar os efeitos de cada medicamento nos diferentes órgãos, tecidos e funções, com todas as suas modalidades e combinações;

3. coletando todos os sintomas de um determinado caso – de acordo com os princípios de Hahnemann para o exame do doente, e de acordo com todas as suas modalidades e combinações – e comparando-os com os sintomas do medicamento mais similar;
4. observando cuidadosamente tais sintomas que aparecem após o medicamento ter sido administrado ao doente e comparando-os aos sintomas produzidos no homem são;
5. anotando todos os sintomas que desaparecem no doente, e suas modalidades e combinações como corroborações dos anteriores ou dicas para observações posteriores;
6. considerando todas as peculiaridades das pessoas, curadas por cada um e mesmo medicamento, como características distintivas de outras que usaram o mesmo medicamento sem benefícios, sem produção ou desaparecimento de sintomas;

Em síntese:

* Considerando tudo o que for obtido: na patogenesia[1], no doente[2], nos sintomas curados[5] e observados[6], como mais ou menos provável;
* os característicos são obtidos por *ocorrência freqüente, corroborações mútuas* e *repetida confirmação*. Só aí temos o **CARACTERÍSTICO**, o fruto maduro da Matéria Médica.

American Journal of Homeopathic Materia Medica. sept 1867. C. Hering.

- O estudo das palavras consiste no: *Lexicon*; Glossário; *Thesaurus*; Simbolismo.

Lexicon Homeopático

O conjunto das palavras que compõem os sintomas homeopáticos registrados nas matérias médicas e repertórios constitui o *Lexicon Homeopático*.

Os *significados* sugeridos pelo contexto do sintoma, simbolizados ou referenciados, não são evidenciados pela busca de palavras isoladas. Cada palavra tem um sentido básico, ao que se somam elementos contextuais lógicos, emotivos, combinatórios, evocativos e associativos, que acrescentam diversas nuances interpretativas, no significado básico da palavra.

O *significado básico* da palavra é a sua *denotação*. Junto com os demais elementos associativos da palavra constitui a sua *conotação*. Um índice de palavras deve conter seus sinônimos, para que a busca dos sintomas que contêm a palavra seja completa.

Glossário homeopático

A *Matéria Médica Pura* de Hahnemann foi traduzida por Dudgeon, as *Doenças Crônicas* por Tafel. A enciclopédia de Allen altera a ordem dos sintomas da Matéria Médica de Hahnemann e tem tradução distinta. Não há consistência na tradução dos mesmos termos do alemão para o Inglês. Estude os seguintes exemplos:

1. *Niedergeschlagen und freudlos; er wünscht nur, allein seyn zu können, Vormittags. {alum}*
    - Deprimido e sem alegria; queria apenas ser deixado sozinho.
    - Dejected and joyless; he only desires to be left alone, forenoon. [Tafel].
    - Depressed and friendless; he wishes only to be left alone, in the forenoon. [Allen].
        - Obs. Em Barthel, figura alumina em Forsaken, friendless, reproduzindo o erro da tradução de Allen. [*Freudlos* = joyless e não friendless].

2. *Er glaubt der Liebe Anderer verlustig zu seyn, und dieß kränkt ihn bis zu Thränen* {aur}
    - Imagina que perdeu o amor dos outros e isto o leva até às lágrimas.
    - He believes that he has lost the love of others, and this mortifies him even to tears. [Dudgeon].
    - He imagines he has forfeited the affections of others, and this grieves him to tears. [Tafel].
    - He imagines he has lost the affections of his friends; this makes him sad, even unto tears. [Allen].
3. *Trübes Wetter verstimmt sie ungemein.* {am-c}
    - Tempo nublado a deixa muito mal humorada.
    - Cloudy weather makes her excessively ill-humored. [Tafel].
    - Cloudy weather makes her very sad. [Allen].
4. *Missmüthig und verdriesslich.* {mang}
    - Mal humorado e taciturno.
    - Sad and cross. [Tafel].
    - Morose and peevish. [Allen].
    - Ill-humored and fretful. [Hering].
5. *Erbittertes Gemüth; Unversöhnlichkeit und langer Groll gegen Beleidiger.* {mang}
    - Humor amargo; irreconciliabilidade e longo ressentimento por quem o ofendeu.
    - Embittered humour: he could not forget injustice done to him; he fostered resentment for a long time. [Dudgeon].
    - Embittered humor; irreconcilable and long-continued resentment against those who injure him. [Tafel].
    - Embittered mood, implacable, and for a long time having a grudge against one who had offended him. [Allen].

Thesaurus homeopático

Uma mesma idéia ou tema está representado por mais de uma palavra e uma mesma palavra pode significar idéias diferentes. Ao pesquisar uma *palavra* devemos levar em consideração os *sinônimos* e palavras *correlatas* que constituem o *Thesaurus homeopático.*

Exemplos:

- **abandon** abandoned deserted despised friendless forlorn forsaken isolation lonely lonesome loneliness neglected solitary
- **anger** angry choleric quarrelsome wrath
- **antagonism** contradictory contradiction
- **anticipation** foreboding forebodings
- **anxiety** anxious anxiousness anxieties anxiously cares apprehension apprehensive apprehensiviness apprehensiveness anguish despair despairing inquietude nervous nervousness preoccupation preoccupations preoccupied restless restlessness uneasiness uneasy worry worries worried
- **censorious** critical criticism fault rebuke rebukes reproach reproache reproaches
- **cheerful** cheer cheering cheerfull cheerfully cheerfulness cheerfullness contented contentment delight gay gayety hilarity hilarious happy happiness joy joyful joyfull joyfulness joyfullness joyous laugh laughing laughter merry merriness merriment mirth mirthful pleasure smile smiling

Simbolismo

Algumas vezes a temática do paciente ou de um medicamento pode conduzir à correlação com determinados símbolos ou mitos. Deve-se, no entanto, ter muito cuidado com esta *meta-compreensão* da sintomatologia. Não devemos nos deixar levar pelo fascínio que estes estudos podem proporcionar. A compreensão e individualização devem estar baseadas no firme terreno da fenomenologia.

6 - Historicidade: Escala Cronosintomatológica.

Os sintomas podem ser distribuídos de acordo com sua historicidade nos seguintes momentos da história biopatográfica.

- **O PACIENTE DE HOJE**: conjuntos dos sintomas atuais.
- **A HISTÓRIA DE SUA DOENÇA**: sintomas desenvolvidos a partir do inicio da doença atual.
- **O FATOR ETIOLÓGICO**: circunstâncias desencadeantes e etiológicas.
- **A SUSCETIBILIDADE ANTERIOR À DOENÇA**: sintomas anteriores à doença atual.
- **AS CONSTANTES DA BIOPATOGRAFIA**: sintomas que permanecem ao longo da história
- **GESTAÇÃO**: sintomas da mãe.
- **OS ANTECEDENTES FAMILIARES.**

7 - Compreensão

A análise da pessoa implica numa compreensão do homem. Para compreender o outro é necessário que o homeopata conheça-se a si mesmo, pois não pode perceber e entender no outro o que não percebe e entende em sua própria pessoa.

O Referencial de compreensão

- os elementos semiológicos e a temática da narrativa podem ser associados a um referencial dinâmico: psicológico, filosófico, simbólico ou metafísico.

O objetivo é compreender *o sofrimento básico* que move toda a personalidade e determina *as atitudes reativas* do indivíduo e condiciona sua *enfermidade.*

A *história biopatográfica* é o instrumento para se compreender a pessoa do paciente, sua temática e dinâmica miasmática. Para avaliar estes aspectos do caso é necessário que o médico tenha uma boa formação doutrinária do conceito de enfermidade dinâmica. O diagnóstico da totalidade sintomática pode conduzir ao medicamento por uma boa técnica de repertorização. Mas só a compreensão do referencial dinâmico permite selecionar o medicamento a nível de sua dinâmica miasmática e o que é mais importante, como se devem cumprir no plano miasmático e pessoal as Leis de Cura.

- Características que permitem identificar *Quem é esta pessoa*: sofrimento, reações defensivas; ansiedades; culpa; responsabilidade; afetos: o que ama e detesta; planos e metas; perdas; espiritualidade etc.
- Dinâmica Miasmática: Identificar os temas palavras. Descrever, nas palavras do paciente, sua angústia existencial, seu sofrimento básico — a Psora. Descrever sua suscetibilidade — a Psora secundária. (psora reativa). Descrever suas atitudes reativas — a Psora terciária. (sycosis e syphillis).

Os sintomas devem ser percebidos e valorizados como unidades individuais e desta maneira podem ser tomados para repertorizar e indicar um remédio para o quadro atual. Mas há uma dimensão mais profunda da sintomatologia que é *a compreensão do sentido e intencionalidade dos sintomas no contexto da história biopatográfica*. A escola de Paschero enfatiza a história biopatográfica como o plano mais profundo da compreensão do caso clínico, pois ela engloba todas as etapas anteriores, mas insere a sintomatologia numa dinâmica de vida. Assim sabemos a origem dos sintomas e para onde devemos ir com o processo de cura.

- Ver **A DESCOBERTA DO SER**. CD do Encontro do GEHSH. 2002.

4.1 Modelo 1: Fenômenos-Local-Modalidades. Concomitantes

<table>
<tr><td colspan="3">I FENÔMENOS (Sinais & Sintomas). Queixas & Sensações.</td></tr>
<tr><td rowspan="7">1 Mentais</td><td colspan="2">1 Vontade.</td></tr>
<tr><td colspan="2">2 Entendimento e Sonhos.</td></tr>
<tr><td colspan="2">3 Sensibilidade.</td></tr>
<tr><td colspan="2">4 Afetividade.</td></tr>
<tr><td colspan="2">5 Caráter.</td></tr>
<tr><td colspan="2">6 Intelecto.</td></tr>
<tr><td colspan="2">7 Memória.</td></tr>
<tr><td rowspan="10">2 Físicos Gerais</td><td colspan="2">1 Desejo e Aversão Alimentar. Agg. e Amel. Alimentos.</td></tr>
<tr><td colspan="2">2 Apetite e Sede.</td></tr>
<tr><td colspan="2">3 Sono. Posição de Dormir. Acorda.</td></tr>
<tr><td colspan="2">4 Menstruação.</td></tr>
<tr><td colspan="2">5 Sexualidade.</td></tr>
<tr><td colspan="2">6 Febre. (Semiologia da Febre).</td></tr>
<tr><td colspan="2">7 Calor Vital. Calorento. Friorento.</td></tr>
<tr><td colspan="2">8 Transpiração.</td></tr>
<tr><td colspan="2">9 Constituição.</td></tr>
<tr><td colspan="2">10 Sensação Geral." Sensação Vital" (Sankaran). Outros.</td></tr>
<tr><td rowspan="4">3 Particulares</td><td colspan="2">1 Dor. (Semiologia da Dor). Tipo⇔local⇔Modalidade. Estende. Concomitante.</td></tr>
<tr><td colspan="2">2 Sensação nas partes.</td></tr>
<tr><td colspan="2">3 Disfunção. Sintoma & Modalidade.</td></tr>
<tr><td colspan="2">4 Lesão. Características da Lesão. Modalidade.</td></tr>
<tr><td colspan="3">II LOCALIZAÇÃO</td></tr>
<tr><td>1 Parte do Corpo</td><td colspan="2">1 Partes Anatômicas. Rubrica LOCAL_xxxx.</td></tr>
<tr><td>2 Lateralidade</td><td colspan="2">2 Direita. Esquerda. Cruzada. Outra.</td></tr>
<tr><td>3 Tecidos</td><td colspan="2">3 Sessão 44 do Schema da Materia Medica de Hering.</td></tr>
<tr><td colspan="3">III CIRCUNSTÂNCIAS Modificadoras (1.Ao Sintoma). (2.Ao Local). (3.Generalizada).</td></tr>
<tr><td>1 Causalidade. §5</td><td>1 Causas desencadeantes. (causa occasionalis). (Agudos) (Veranlassung).</td><td>2 Causa fundamental Base Miasmática. (Grundursache)</td></tr>
<tr><td rowspan="2">2 Modalidade</td><td colspan="2">1 Melhora.</td></tr>
<tr><td colspan="2">2 Agrava.</td></tr>
<tr><td>3 Horário</td><td colspan="2">1 Hora de agravação ou melhoria.</td></tr>
<tr><td colspan="3">IV CONCOMITANTES</td></tr>
<tr><td rowspan="3">1 Concomitante</td><td colspan="2">1 Mental & Mental.</td></tr>
<tr><td colspan="2">2 Mental & Físico. (Analytical Symptoms of Mind. Hering).</td></tr>
<tr><td colspan="2">3 Físico & Físico.</td></tr>
</table>

4.2 Modelo 2: Níveis & Núcleos.

0. Trans-Egóico. ((7) Blank – Sankaran)).
    - Consciência Primordial. (Prior – Kent. Lição I.)
1. Egoíco ((4) Ilusão – Sankaran)).
    - Vontade & Entendimento.
        1. Identidade e auto-estima. Desejos e Aversões." Medo da Morte".
        2. Imaginário e Sonhos. Religião.
        3. Caráter e postulados Dever e Responsabilidade. Relacionamento Atividade e Conduta.
        4. Memória. Temporalidade. Influência do Passado. Presente. O não perdoado.
2. Anímico ((3) Sentimento – Sankaran)).
    - Afetividade, sentimentos, sensibilidade, reatividade.
        1. Culpa e Perseguição. Auto-recriminações. Remorsos.
        2. Sentimentos. Ressentimentos. Nostalgia. Perda. Mortificação. Descontente. Humor. Sexo.
        3. Ansiedades. Medos. Ameaça. Insegurança. Traumas.
        4. Suscetibilidade reativa. Sensível a:... Contradição. Consolo. Expressão Afetiva.
3. Vital ((6) Energia, (5) Sensação – Sankaran)).
    - Sensação Vital. Energia. Generalidades. Modalidades.
        1. Expressões não-verbais. Gestos manuais.
        2. Sensação Vital (Sankaran);
        3. Qualificadores: a) Causa. b) Agg. Amel. c) Horário.
        4. Concomitantes.
4. Orgânico ((2) Fato, (1)Nome – Sankaran))
    - S: a) neuro-sensorial. b) rítmico. c) metabólico locomotor.
        1. Localização. Lateralidade. Tecidos.
        2. Dores. Sensações localizadas.
        3. Disfunções.
        4. Lesões.

- Estadiamento da Doença Crônica e da PSORA.

As alterações mentais que ocorrem ao nível da função cerebral como a concentração, memória, nível da consciência, fluxo do pensamento etc. são considerados no Nível ORGÂNICO.

4.3 Modelo 3: Grade dos" Fundamentos da Homeopatia" . 2000.

Grade semiológica elementar			
I – Sintoma	**1 – Mental**	1 Entendimento	*Identidade*[1]; *relação*[2]; *descontentamento*[3]; *imaginário*[4]; *sonhos*[5]
		2 Vontade	*Desejos*[1]; *aversões*[2]; *vontade*[3]; *motivação*[4]
		3 Sensibilidade	*Adoece p*[1]; *sensível a*[2]; *consolo*[3]; *contradição*[4]
		4 Afetividade	*Ansiedade medo*[1]; *culpa*[2]; *perseguição*[3]; *sentimentos*[4]; *nostalgia/perda*[5]; *mortificação*[6]; *humor temperamento.*[7]; *sexo*[8]; *religião*[9]
		5 Caráter	*caráter*[1]; *temporalidade*[2]; *dever/respons.*[3]; *insegurança*[4]; *agressivo*[5]; *atividade*[6]; *conduta*[7]
		6 Intelecto	*Consciência*[1]; *concentração*[2]; *inteligência*[3]; *compreensão*[4]; *pensamento*[5]
		7 Memória	*Memória*[1]
	2 – Físico geral	*Desejo e aversão alimentar*[1]; *apetite*[2]; *sede*[3]; *sono*[4]; *posição dormir*[5]; *acorda*[6]; menstruação[7]; *sexualidade*[8]; *febre*[9]; *calorento friorento.*[10]; *transpiração*[11]; constituição[12]; *outras*[13]; *sensação*[14]	
	3 – Dor e tipos de		
	4 – Sensação		
	5 – Disfunção		
	6 – Lesão		
II – Localização	1 – Parte do corpo	*Cabeça*[1]; *vertigem*[2]; *olhos e visão*[3]; *ouvido e audição*[4]; *nariz e olfato*[5]; *Face*[6]; *boca/língua/dente*[7]; *faringe/esôfago*[8]; *estômago*[9]; *abdome*[10]; *reto e fezes*[11]; *ap. urinário*[12]; *genitália masculina*[13]; *genitália feminina.*[14]; *laringe*[15]; *peito/respiração*[16]; *tosse expectoração.*[17]; *coração/vasos*[18]; *pescoço/costas*[19]; *membros*[20]; *membros superiores.*[21]; *membros inferiores.*[22]; *pele*[23].; *tecidos*[24]; *outras*[25]	
	2 – Lateralidade	*Direita*[1]; *esquerda*[2]; *cruzada*[3]; *outra*[4]	
III – Modalidade	1 – Causalidade	*Causas desencadeantes*[1]	
	2– Agrava Melhora	*Calor frio*[1]; *estação*[2]; *ar/vento*[3]; *fisiologia*[4]; *repouso movimento posição.*[5]; ocupação[6]; *ambiente*[7]; *periodic.*[8]; *os outros*[9]; *outra*[10]	
	3 – Horário	*Horário de agravação e melhoria*[1]	
IV– Concomitante	1 – Concomitante	*Mental&mental*[1]; *mental&físico*[2]; *físico&físico*[3]; *desvio normal*[4]	

Os três níveis do Arranjo da Totalidade

Os sintomas podem ser distribuídos em 3 níveis da totalidade: o nível da PESSOA, o nível do MIASMA e o nível da DOENÇA. Nos módulos posteriores estudaremos o detalhamento dos núcleos que compõem os diversos níveis.

1 Hierarquização dos Sintomas.

Patel. ***Analysis and evaluation of symptoms.***

James Tyler Kent classificou todos os sintomas do paciente em: (1) GERAL: (a) Mental e (b) Físico, (2) PARTICULAR, (3) COMUM e (4) Estranho, Raro, Peculiar, Incomum, Característico, Único.

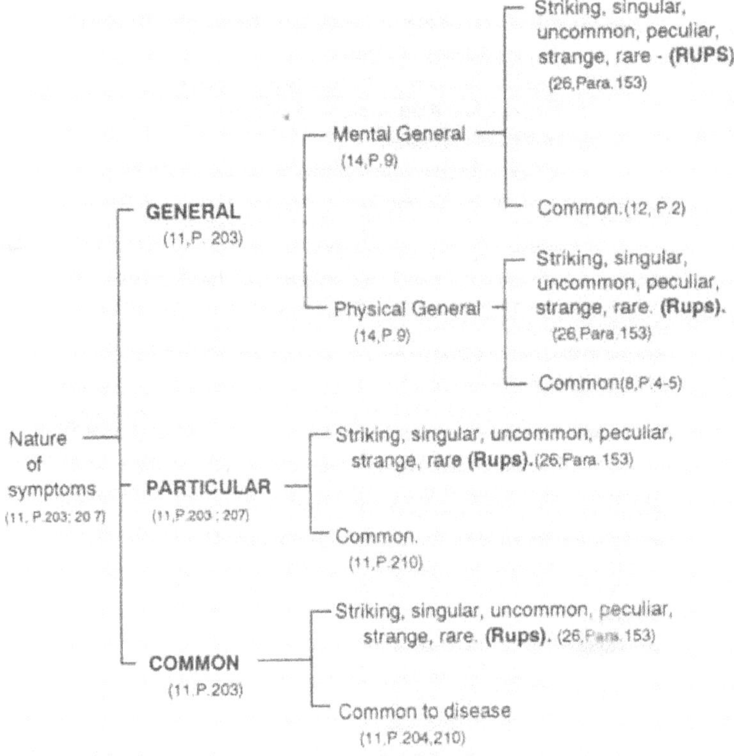

Again, rubrics/symptoms are classified for columns as follows:-

Mental Generals:-

(1) Will (2) Emotion (3) Intellect/understanding (4) Memory (5) Dream (6) **RUPS** (7) Common.

Physical Generals:-

(1) Physical General (2) Pathological General (3) **RUPS** (4) Common.

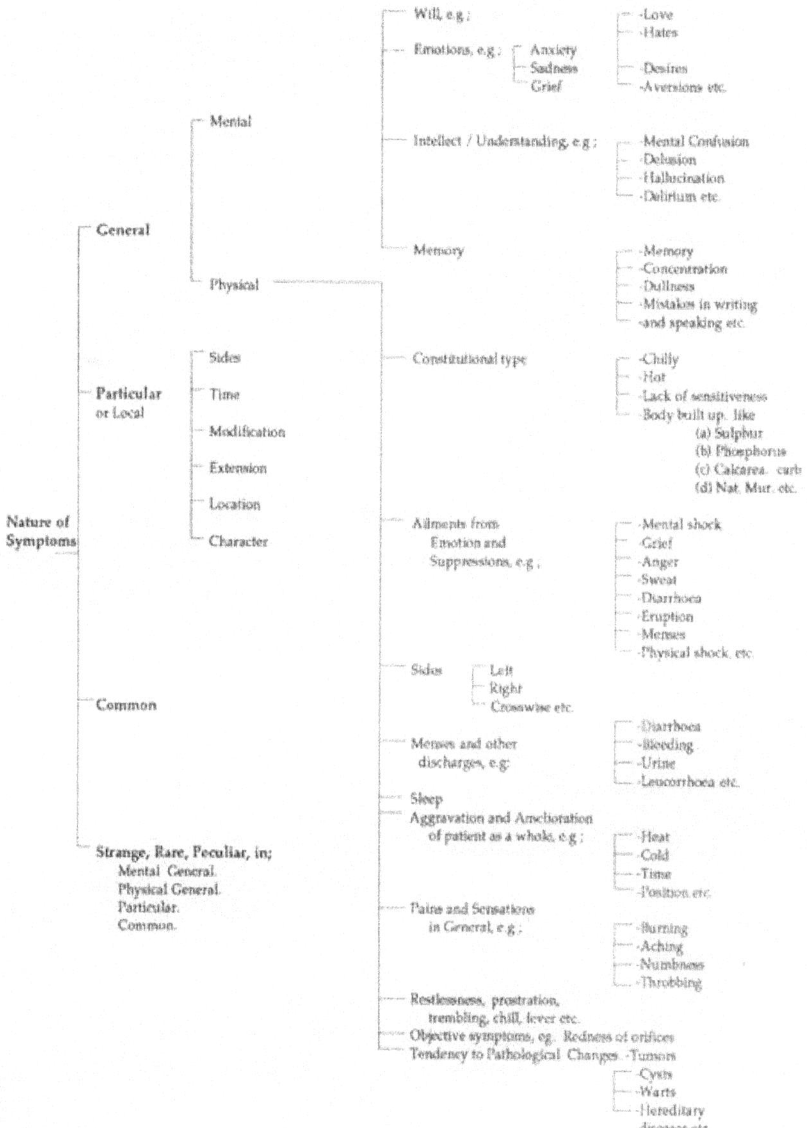
Nature of Symptoms
General
Mental
Physical
Particular or Local
Sides
Time
Modification
Extension
Location
Character
Common
Strange, Rare, Peculiar, in;
Mental General.
Physical General.
Particular.
Common.
Will, e.g ;
Emotions, e.g ;
Anxiety
Sadness
Grief
-Love
-Hates
-Desires
-Aversions etc.
Intellect / Understanding, e.g ;
-Mental Confusion
-Delusion
-Hallucination
-Delirium etc.
Memory
-Memory
-Concentration
-Dullness
-Mistakes in writing
-and speaking etc.
Constitutional type
-Chilly
-Hot
-Lack of sensitiveness
-Body built up. like
(a) Sulphur
(b) Phosphorus
(c) Calcarea. carb
(d) Nat. Mur. etc.
Ailments from
Emotion and
Suppressions, e.g ;
-Mental shock
-Grief
-Anger
-Sweat
-Diarrhoea
-Eruption
-Menses
-Physical shock, etc.
Sides
Left
Right
Crosswise etc.
Menses and other
discharges, e.g:
-Diarrhoea
-Bleeding
-Urine
-Leucorrhoea etc.
Sleep
Aggravation and Amelioration
of patient as a whole, e.g ;
-Heat
-Cold
-Time
-Position etc.
Pains and Sensations
in General, e.g ;
-Burning
-Aching
-Numbness
-Throbbing
Restlessness, prostration,
trembling, chill, fever etc.
Objective symptoms, eg. Redness of orifices
Tendency to Pathological Changes -Tumors
-Cysts
-Warts
-Hereditary
diseases etc.

Esquema Geral habitual da Hierarquia dos Sintomas - Francisco Xavier Eizayaga

ESQUEMA GENERAL Y HABITUAL DE LA JERARQUIA DE LOS SINTOMAS

A) Síntomas extraídos de la historia biopatográfica. Diagnóstico constitucional

- Abandonado, decepción amorosa, cólera reprimida, rencor, odio, pena, pena silenciosa, mortificación, susto, nostalgia, amor por personas del mismo sexo, deseo de matar, deseo o intento de suicidio, celos, etc.

B) Síntomas extraídos de la historia individual (actuales). Diagnóstico individual.

- a) Mentales modalizados
  1. Emocionales: cólera, temores, tristeza, llanto, ansiedad, angustia, etc.
  2. Oníricos: sueños
  3. Volitivos: indolencia, abulia, laborioso, etc.
  4. Intelectivos: memoria, comprensión, etc.
- b) Generales modalizados
  1. Tono vital: cansancio, debilidad, etc.
  2. Calor vital: caluroso, friolento, etc.
  3. Transpiración: sitio, tipo y hora
  4. Sueño: insomnio, somnolencia, etc.
  5. Escalofríos
  6. Apetito: deseos y aversiones.
  7. Sed: deseos y aversiones.
- c) Locales modalizados
  1. Raros (Key notes): los que figuran con uno a tres remedios en el Repertorio.
  2. Peculiares (4 a 10 remedios término medio).
  3. Característicos: más de 10 remedios.
  4. Sensaciones cenestésicas.
  5. Concomitantes.
  6. Alternantes.
  7. Tipología.

Quadro Siinotico das Enfermidades segundo sua gravidade – Francisco Xavier Eizayaga..

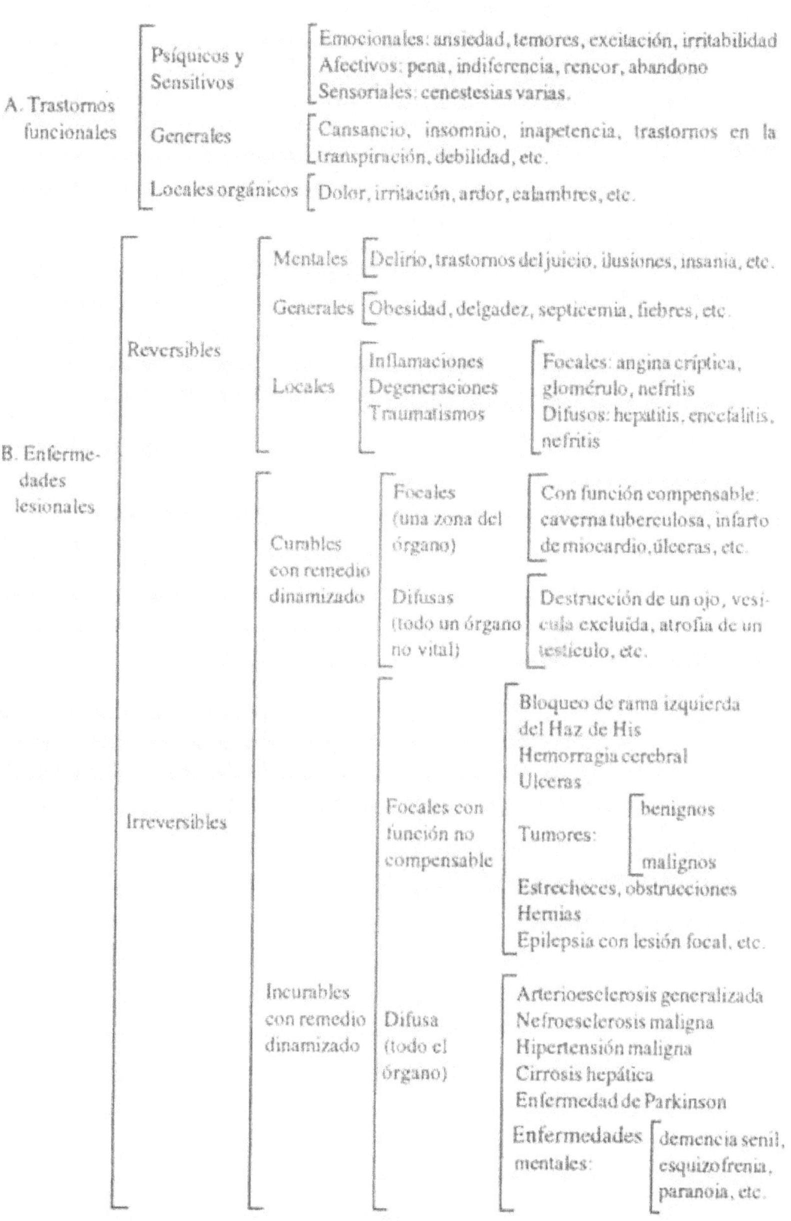

CUADRO SINOPTICO DE LAS ENFERMEDADES SEGUN SU GRAVEDAD

- A. Trastornos funcionales
  - Psíquicos y Sensitivos
    - Emocionales: ansiedad, temores, excitación, irritabilidad
    - Afectivos: pena, indiferencia, rencor, abandono
    - Sensoriales: cenestesias varias.
  - Generales
    - Cansancio, insomnio, inapetencia, trastornos en la transpiración, debilidad, etc.
  - Locales orgánicos
    - Dolor, irritación, ardor, calambres, etc.
- B. Enfermedades lesionales
  - Reversibles
    - Mentales
      - Delirio, trastornos del juicio, ilusiones, insania, etc.
    - Generales
      - Obesidad, delgadez, septicemia, fiebres, etc.
    - Locales
      - Inflamaciones / Degeneraciones / Traumatismos
        - Focales: angina críptica, glomérulo, nefritis
        - Difusos: hepatitis, encefalitis, nefritis
  - Irreversibles
    - Curables con remedio dinamizado
      - Focales (una zona del órgano)
        - Con función compensable: caverna tuberculosa, infarto de miocardio, úlceras, etc.
      - Difusas (todo un órgano no vital)
        - Destrucción de un ojo, vesícula excluída, atrofia de un testículo, etc.
    - Incurables con remedio dinamizado
      - Focales con función no compensable
        - Bloqueo de rama izquierda del Haz de His
        - Hemorragia cerebral
        - Ulceras
        - Tumores: benignos / malignos
        - Estrecheces, obstrucciones
        - Hernias
        - Epilepsia con lesión focal, etc.
      - Difusa (todo el órgano)
        - Arterioesclerosis generalizada
        - Nefroesclerosis maligna
        - Hipertensión maligna
        - Cirrosis hepática
        - Enfermedad de Parkinson
        - Enfermedades mentales: demencia senil, esquizofrenia, paranoia, etc.

O Conceito de Totalidade Característica

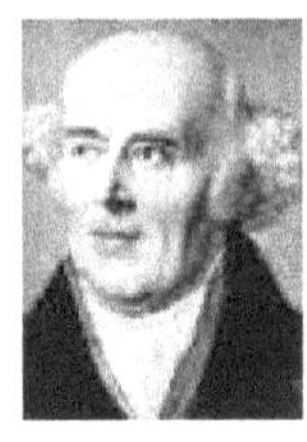 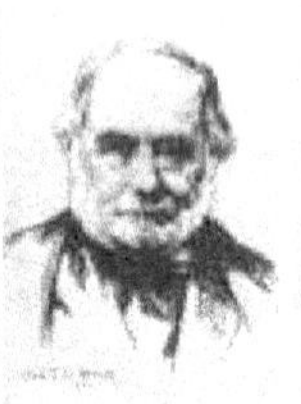 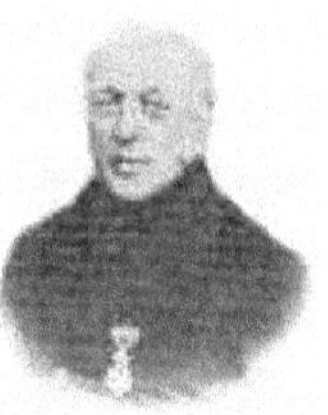 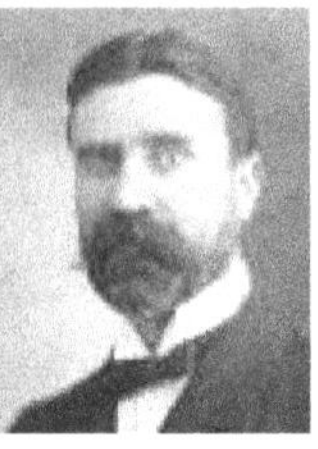 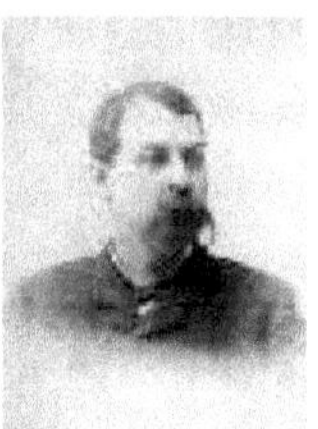

Hahnemann, Jahr, Bönninghausen, Stuart Close, James Tyler Kent.

O Organon de Hahnemann afirma não ser necessário ater-se a todos os sintomas sem exceção, mas somente aos sintomas indicadores, ou seja, aos sinais essenciais e característicos. Mas esta regra, ainda que completa, não diz nada por si só. Quais seriam os sintomas essenciais e distintivos que forneceriam as indicações precisas e decisivas para cada caso dado? Jahr.

A Totalidade é o Conjunto numérico mais a Idéia ou arranjo que os une de um modo particular e dá sua forma característica.

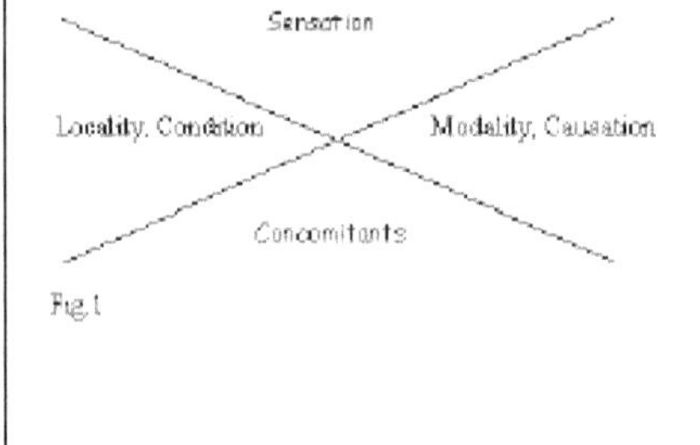	A totalidade dos sintomas significa, em primeiro lugar, a totalidade de cada sintoma individual. Um único sintoma é algo mais que um evento isolado; é um evento com sua história, sua origem, sua sede, seu curso ou direção, e suas circunstâncias.

- Todo sintoma completo possui 3 elementos essenciais:
  1. Queixa ou sensação;
  2. Localização;
  3. Modalidade.
- A totalidade dos sintomas eqüivale a todos os sintomas do caso passíveis de serem arranjados logicamente em um todo harmônico e consistente, que possua um perfil, coerência e individualidade. Tecnicamente a totalidade é mais (e pode ser menos) que a simples totalidade numérica dos sintomas. Ela inclui a concomitância ou a forma em que os sintomas são agrupados. Stuart Close. (The Genius of Homeopathy)

Os três Níveis de Cura

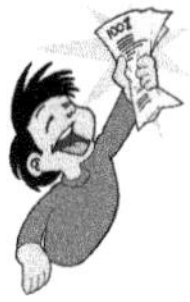

No Estado de SAÚDE, a FORÇA VITAL (autocrática) que dinamicamente anima o CORPO MATERIAL (organismo), governa com poder ilimitado e conserva todas as partes do organismo em admirável e harmoniosa operação vital, tanto no que diz respeito às SENSAÇÕES e sentimentos como às FUNÇÕES, de modo que o ESPÍRITO DOTADO DE RAZÃO que habita em nós, possa empregar livremente estes instrumentos vivos e sãos para os mais ALTOS FINS DE NOSSA EXISTÊNCIA. §9 do Organon.

1. **NÍVEL CLÍNICO:** cura da sintomatologia clínica e da entidade nosológica. Cura da doença. Para obter o *primeiro nível de cura* a estratégia consiste em determinar os sintomas característicos do quadro atual e as características individuais.
2. **NÍVEL DIATÉSICO OU MIASMÁTICO:** cura das tendências mórbidas ao adoecer, acalmia miasmática; cura do Terreno mórbido. Aumento da imunidade. Cura da predisposição. Cura miasmática. Para obter o *segundo nível de cura* a estratégia consiste em determinar os sintomas expressivos da atividade miasmática e selecionar os medicamentos de acordo com sua classificação miasmática, podendo mesmo desconsiderar os sintomas atuais da expressão da entidade clínica.
3. **NÍVEL PESSOAL:** estabilidade e equilíbrio mental. Quatro dimensões. Cura do Entendimento, Vontade e Memória. Realização do Ser. Cura da pessoa.
    - Mudança da consciência: correção da percepção. Mudança da *ATITUDE VITAL*. Cura do entendimento.
    - Suscetibilidade reativa: diminuição da reatividade. Harmonia na relação com o outro. Cura da vontade.
    - Superação dos Traumas Emocionais e Ressentimentos: Cura da Memória.

Realização dos altos fins da existência: Cura do desacordo entre a vontade e o entendimento. Alegria e prazer. Riqueza material. Relações harmoniosas fraternas. Transcendência. A realização do Ser.

- A confirmação deste ideal de cura exige uma observação ao longo de toda uma vida, pois implica numa transformação existencial que conduz o homem para a realização de suas potencialidades existenciais e dos altos fins da existência. §9 do Organon. Para obter o *terceiro nível de cura* a estratégia consiste em determinar os sintomas, geralmente mentais, que expressam uma peculiar maneira de sofrer e reagir ao sofrimento. Os medicamentos são selecionados a partir de uma compreensão do paciente e algumas vezes por uma *meta-compreensão* da matéria médica e do repertório.

Repertorização um meio para indicar possibilidades.

A toma do caso deve ser fidedigna, completa e incluir os aspectos atuais e da história biopatográfica. A análise do caso deve abranger o nível dos sintomas, da atividade miasmática e da compreensão do ser que sofre. Só então podemos estabelecer uma estratégia para a seleção do medicamento que, pode incluir ou não, as técnicas de repertorização.

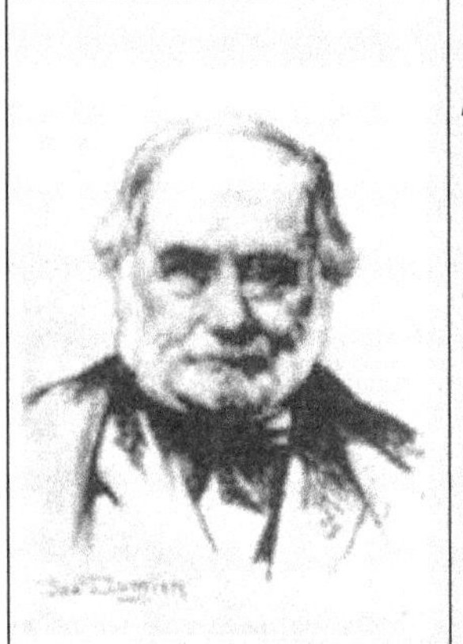	***" Não existe nada mais absurdo do que tentar praticar a homeopatia apenas com as indicações do repertório****. É absolutamente impossível escolher os medicamentos sem um prévio conhecimento geral da patogenesia de cada um deles, para poder realizar milhares de combinações que o repertório, por si só, é incapaz de fornecer. Mesmo as indicações clínicas que registramos não são suficientes. Da mesma forma com os sintomas concomitantes.* ***O estudante precisa vivificar pelo espírito da patogenesia a letra morta do repertório"*** *Jahr, Manual de Homeopatia. Introdução. Volume 3.*

III Estudo dos Sintomas Mentais.

1 Sintomas Mentais em Hahnemann, Allen e Hering

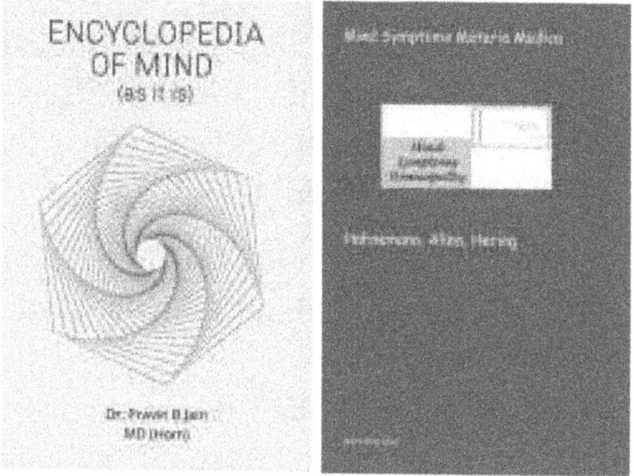

https://clubedeautores.com.br/livro/mind-symptoms-homeopathy

- Identificar" Notas distintitivas", Temas palavras e Temas ladeantes. Rubrica(s) nos repertórios. Diferencial na Concordância com os demais remédios na rubrica.

1.1 Synthesis dos Mentais = agrupamento das traduções.

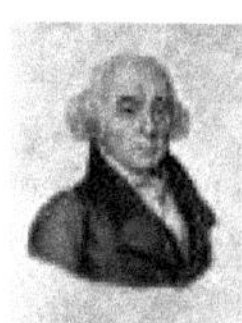 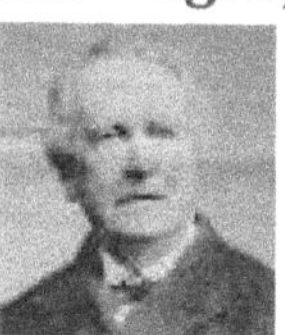 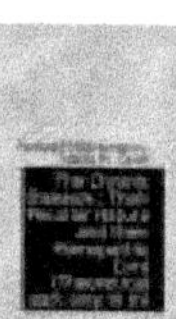 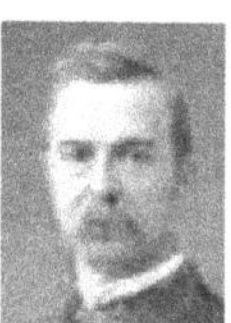

- *O primeiro passo* para o estudo dos sintomas mentais é obter *uma lista dos sintomas sem duplicidade.*

A patogenesia de *Manganum*, por exemplo, está na MM Pura de Hahnemann (traduzida por Dudgeon), nas Doenças crônicas (traduzida por Tafel) e na Enciclopédia de Allen (traduzida por Allen). Alguns estão nos Guiding symptoms de Hering. Hering usa a tradução de Allen, e alguns sintomas estão alterados, sintetizados ou combinados.

O agrupamento das traduções do mesmo sintoma permite selecionar a tradução que é mais fiel ao texto original.

Os sintomas do humor, às vezes estão traduzidos com sentidos opostos, como no seguinte sintoma de am-c: *Trübes Wetter verstimmt sie ungemein.* Cloudy weather makes her excessively ill-humored (trad. Tafel). Cloudy weather makes her very sad. (trad. Allen) Tempo nublado a deixa muito mal humòrada. No repertório este sintoma figura como irritabilidade no tempo nublado e também como tristeza no tempo nublado. Deveria constar em apenas uma das rubricas - Irritabilidade no tempo nublado.

Allen traduziu a palavra *Freudlos* (*joyless*), do sintoma 1 de alumina, como *friendless*. No repertório de Barthel, figura alumina em *Forsaken, friendless*, o que se constitui uma reprodução do erro de Allen. A rubrica correta deve ser *Forsaken, joyless*.

A Synthesis dos Sintomas Mentais da Matéria Médica consiste

1. Sintomas da MM de Hahnemann com as traduções (Dudgeon, Tafel, Allen, Português).
2. Sintomas da enciclopédia de Allen, de outras patogenesias que não constam na MM de Hahnemann: Agrupar por experimentador.
3. Sintomas dos Guiding Symptoms de Hering que não constam nas listas anteriores.
4. Sintomas de Hughes e demais Matérias Médicas que não se originam de Hahnemann.

Pulsatila – Sintoma 36. Original e Traduções de Dudgeon e Allen. Notar a diferença do sentido.

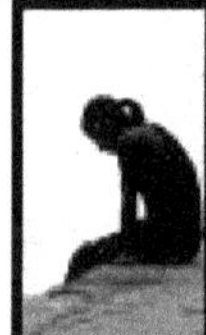
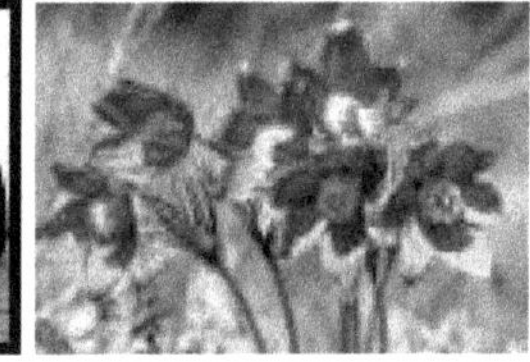

1. Es ist ihr so still im Kopfe und alles so leer umher, als wenn sie allein im Hause und in der Welt wäre; sie mochte mit Niemanden sprechen, gleich als wenn die Umgebungen ihr nichts angingen und sie zu Niemand gehörte.
   - Her head is so quiet and all about her is so empty as if she were alone in the house and in the world; she does not wish to talk to any one, just as if all around her were no concern of hers and she belonged to nobody.
   - It seems so quiet in her head and everything feels so empty that she seems alone in the house and in the world; she will speak to no one, just as if her surroundings did not exist, and *she paid attention to no one*.

1. Deprimido e sem alegria; queria apenas ser deixado sozinho. // *Niedergeschlagen und freudlos; er wünscht nur, allein seyn zu können, Vormittags* // Dejected and joyless; he only desires to be left alone, forenoon. [Ng.]. // Depressed and friendless; he wishes only to be left alone, in the forenoon. {alum}
2. Ansiedade (receio) com muita inquietação o dia inteiro. // *Bangigkeit mit vieler Unruhe, den ganzen Tag // Anxiety with much restlessness, the whole day* . [Ng.]. // Anguish, with much uneasiness, the whole day. {alum}
3. Imagina que perdeu o amor dos outros e isto o leva até às lágrimas. // *Er glaubt der Liebe Anderer verlustig zu seyn, und dieß kränkt ihn bis zu Thränen* // He believes that he has lost the love of others, and this mortifies him even to tears. // He imagines he has forfeited the affections of others, and this grieves him to tears. // He imagines he has lost the affections of his friends; this makes him sad, even unto tears. {aur}
4. Ele sente-se pela manhã como abandonado e cheio de nostalgia. // *Er fühlt sich, früh, wie verlassen, und voll Heimweh.* // He feels, in the morning, as if he was deserted, and full of homesickness. // In the morning, he felt abandoned and homesick. {carb.an}
5. Triste, solitária e nostalgia. // *Bang und wehmüthig einsam; sie hat Heimweh und weint.* // Apprehensive and melancholy, lonely; she is homesick and weeps. [Ng] // Was apprehensive, despondent, and lonesome; was homesick and wept.{mag.m}
6. Extremo mau humor, à noite; ele poderia ter se matado - com calafrio no corpo. // *Höchster Mißmuth, Abends; er hätte sich mögen umbringen - unter Froste des Körpers. (Beobachtungen Andrer.)* // Great dejection, in the evening; he could have killed himself with chilliness of the body. // Extreme ill humor, in the evening; he could kill himself, with chilliness of the body. {spig}
7. Muito choroso, com pensamentos de morte. // *Sehr weinerlich, mit Todes-Gedanken.* // Very lugubrious, with thoughts of death. // Very weeping mood, with thoughts of death. {am.c}
8. Tempo nublado a deixa muito mal humorada. // *Trübes Wetter verstimmt sie ungemein.* // Cloudy weather makes her

excessively ill-humored. // Cloudy weather makes her very sad. {am.c}

9. Mal humorado e taciturno. // *Missmüthig und verdriesslich.* // Sad and cross. // Morose and peevish. // Ill-humored and fretful. (hering) {mang}
10. Humor amargo; irreconciliabilidade e longo ressentimento por quem o ofendeu. // *Erbittertes Gemüth; Unversöhnlichkeit und langer Groll gegen Beleidiger.* // Embittered humour: he could not forget injustice done to him; he fostered resentment for a long time. [Lr.] // Embittered humor; irreconcilable and long-continued resentment against those who injure him. [Lgh.]. // Embittered mood, implacable, and for a long time having a grudge against one who had offended him. {mang}

2 Rubricas Mentais nos Repertórios

Existem 16.600 sintomas mentais nas matérias médicas de Hahnemann, Allen e Hering. A quase totalidade dos sintomas da Matéria Médica de Hahnemann encontram-se em Allen, com diferenças significativas de tradução. Nos '*Guiding symptoms*' de Hering estão registrados 5.283 sintomas na seção mente. Muitos sintomas mentais em Hering estão distribuídos nas demais seções de sua matéria médica. Rubricas mentais nos repertórios: Kent:5.100, Barthel:8.198 Zandvoort:18.000, GEHSH: 8.840 (edição outubro 2022).

Rubricas Mentais. Graus: **Especificidade (Nr**). & **Indicação (Pt).**

a. Estudo das Rubricas (*descritivas e conceituais; subjetivas e objetivas; estruturais e temáticas.*)
    1. Entender o significado da rubrica e sinônimos, *no dicionário e por um sintoma exemplo.*
    2. Identificar *Referências Cruzadas.* Identificar a *Rubrica Generalizante* (se houver).
    3. Classificar na Grade Estrutural das Rubricas Mentais – ***Conjuntos & Núcleos***.
    4. Comparar a Rubrica nos repertórios: *Bönninghausen, Boger, Kent, Barthel, Complete, GEHSH.*
    5. Identificar a Fonte de *cada* remédio na rubrica. *Se provêm da MMPura ou outra fonte.*

6. Identificar a Pontuação dos Remédios na Rubrica. (Grau de Indicação).
7. Identificar o Miasma dos Remédios na Rubrica.
8. Identificar a Concordância e Reconhecer o diagnóstico diferencial pela concordância com o sintoma patogenético.

Fontes dos sintomas mentais:

1. sintomas patogenéticos propriamente ditos;
2. sintomas caracterológicos:evidenciados na experimentação em indivíduos predispostos ou por observação clínica em indivíduos que reagem mais favoravelmente à ação de um determinado medicamento;
3. sintomas produzidos por intoxicações;
4. sintomas observados em enfermos após a administração do medicamento;
5. sintomas que nunca foram produzidos numa patogenesia, repetidamente verificados por curas clínicas.
   * Hahnemann dava um valor de primeira hierarquia aos sintomas mentais desencadeantes e cita como exemplo:as decepções amorosas, contrariedades, ciúmes, penas, desprezo, indignação, cólera, vexações, mortificações, orgulho ferido, etc.

Classificação dos sintomas mentais

Vários autores classificam os sintomas mentais:Belbeze (1932), Mouézy Éon (1933), P. Schmidt (1934), Pahud (1950), F. Dabahh (1985), Bernal (1988), Fonseca (1991), Mirilli (1992), GEHSH (1986, 1996, 1999).

Classificação do GEHSH

* Classificação alternativa da *grade semiológica.*

Os sintomas mentais são classificados e agrupados em *conjuntos, núcleos e elementos.* Os sintomas são:

* *descritivos e conceituais;*
* *subjetivos e objetivos;* e
* *estruturais e temáticos.*

Os *sintomas descritivos* são textuais e implicam em pouca ou nenhuma interpretação por parte do observador. Exemplos:tristeza, irritabilidade, gritando, suspirando, acorda de mau-humor, insulta.

Os *sintomas conceituais* implicam numa valorização do observador e uma necessidade de comparar o que realmente quer significar aquela expressão sintomática. Exemplos:condescendente, ditador, compassivo, generoso, adulador, submisso.

Os *sintomas estruturais* são o próprio elemento semiológico. Exemplo:ansiedade, pensamentos, medo, ilusão, sonhos etc.

Os *temas dos sintomas* são o conteúdo significativo como, por exemplo, alguém relata que tem:Medo de cachorro, Preocupação com o cachorro do vizinho, Imagina que algo possa acontecer com o cachorro e que sonha com cachorro. Os elementos estruturais são ansiedade, medo, ilusão e sonhos e o tema é animal - cachorro. Desta forma os diversos temas podem estar associados a diversas estruturas.

O sintoma mental é *decisivo* para a seleção do medicamento quando ele é claro, espontâneo, intenso ou concomitante. Os traços de caráter e temperamento devem ser valorizados com reserva, pois não são os resultados das patogenesias. Revelam constituições psicológicas mais sensíveis à ação de determinados medicamentos. A maioria das rubricas de traços de caráter dos repertórios, a partir de Barthel, são provenientes de *Psychisme et Homeopathie* de Gallavardin. As rubricas de temperamento provêm de Hering no repertório de Knerr.

As rubricas descritivas, os transtornos por, as ilusões, as modalidades mentais e os sintomas concomitantes devem receber especial atenção para a escolha do medicamento. As modificações do estado mental e do humor coincidentes com o início da enfermidade tem um valor decisivo para a diferenciação do simillimum do caso.

As rubricas comuns tornam-se características levando-se em consideração a pontuação do medicamento na rubrica. Assim podemos considerar apenas os medicamentos com pontuação elevada de uma rubrica comum.

As rubricas dos repertórios, mentais ou não, devem ser compreendidas pelos sintomas da matéria médica que lhe deram origem e não pelo significado dos dicionários. Uma rubrica do repertório adquire vida quando entendemos porque cada medicamento está ali (fonte, origem, pontuação etc.).

2.1 Rubricas Mentais do Repertório de Gallavardin

Fonte do Repertório de BARTHEL: 5. GALLAVARDIN, J. P.: Em sua experiência com as doenças mentais, Gallavardin testou e ampliou as drogas que tratam pacientes psiquiátricos, que Dulac tomou das obras de Jahr. O repertório e a matéria médica de" Psychisme et Homeopathie" , publicado após a morte do autor, foram utilizados como fontes.

Nota: Agregar remédios a estas rubricas de Gallavardin sem corresponder ao significado original é fazer BARAFUNDA e conduz à falsas indicações...

1. ***O Sentido das Rubricas de Gallavardin devem ser procurados na própria obra de Gallavardin.***
2. ***Não nos Dicionários.***
3. ***E... muito menos no que você acha que é... (rs).***
4. ***Melhor evitar repertorizar as rubricas de Gallavardin.***

Rubricas heterogêneas, alienígenas: são rubricas incorporadas de outros repertórios. São quase sempre incompletas e muitas delas são apenas sinônimas de rubricas do Kent. Elas deveriam ser atualizadas ou incluídas como sub-rubricas de uma rubrica de Kent mais semelhante. Elas são identificadas pelo número do autor. *Deve-se dar atenção especial às rubricas provenientes de Gallavardin [5], a grande maioria, traços de caráter, incompletas e de confiabilidade insegura.*

Jean Pierre Gallavardin (1825-1897): Emmanuel Gallavardim, em 1959, publica as notas manuscritas e publicações diversas de J.P Gallavardin (1870 - 1898) reunidas em um volume - *Psychisme et Homoeopathie.* Os agregados a partir das indicações de Gallavardin são de confiabilidade duvidosa. Para entender o sentido das rubricas originais de Gallavardin e agregados de Gallarvardin às rubricas dos outros repertórios deve se consultar o próprio repertório original de Gallavardin.

3 Materia Medica Repertorial – Repertório Reverso.

3.1 Crot-c –Repertório do GEHSH.

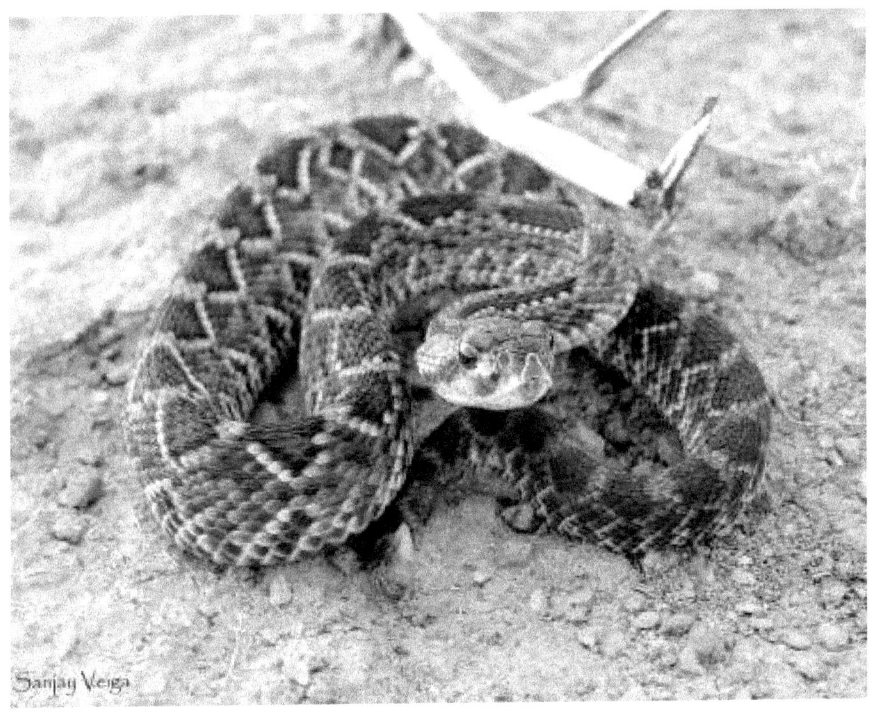

1. ALTURA_medo f.sy 31r
2. ANGÚSTIA 194r
3. ANOITECER agg. (gh) (GN) f.gh 266r
4. ANSIEDADE 501r
5. ANSIEDADE_com_respiração difícil, ans; 104r
6. ANSIEDADE_coração - região precordial 133r
7. ANSIEDADE_peito ,no 172r
8. ASSUSTADO susto - tendência f.gh 185r
9. ASSUSTADO_noite f.al 15r
10. BEBER sintomas mentais após b. 13r
11. CATALEPSIA transe 65r
12. CHORANDO humor choroso f.al 298r
13. CHORANDO_alto ,soluçando f.bg 37r
14. CHORANDO_por_pensamentos tristes f.rz 14r
15. CIÚME ->Inveja f.rz 65r
16. CLARIVIDÊNCIA 58r
17. COMPORTAMENTO_infantil 55r
18. CONFUSÃO mental 382r
19. DELIRIUM f.kt 295r
20. DESEJO_companhia-aversão à solidão f.bg 137r
21. DESEJO_exercícios (11) 12r
22. DESESPERO desesperança f.rz 184r
23. EMBOTAMENTO dificuldade de pensar 382r
24. EMBOTAMENTO_torpor f.rz 53r
25. FALAR indisposto a 209r
26. FALA_cerrada 14r
27. FALA_confusa 26r
28. FALA_difícil 133r
29. FALA_difícil_língua pesada 11r
30. FALA_perda 44r
31. FALA_perda_apoplexia 6r
32. FALA_perda_paralisia do órgao, por 10r
33. FANTASIA exaltação da 147r
34. GEME 143r
35. GEME_com_insônia 1r
36. GEME_por_dor 14r
37. GEME_sono 65r
38. GESTOS faz f.rz 153r
39. GESTOS_dedos ,brinca com os 12r
40. GRITA 195r
41. GRITA_convulsões_antes 32r
42. GRITA_encefálico, grito 43r
43. IDENTIDADE_corporal (alteração) ((GN) 174r
44. IDENTIDADE_corporal_olhos caindo para fora
45. ILUSÃO ilusões alucinações f.bo 426r
46. ILUSÃO_auditivas = Audição_ilusões f.bg 117r
47. ILUSÃO_auditivas_barulho, ouve f.gh 19r
48. ILUSÃO_auditivas_gemidos, ouve 1r
49. ILUSÃO_auditivas_passos, ouve 5r
50. ILUSÃO_auditivas_vozes ouve 53r
51. ILUSÃO_auditivas_vozes_seguir, ele deve 4r
52. ILUSÃO_cair - em geral (gh) (GN) 90r
53. ILUSÃO_cair_caindo 38r
54. ILUSÃO_cair_cama ,da (sy) 5r
55. ILUSÃO_fantasia 114r

56.ILUSÃO_fantasmas espíritos espectros vê 74r
57.ILUSÃO_fantasmas_morte aparece como um esqueleto preto gigante 1r
58.ILUSÃO_pessoas vê f.gh 62r
59.ILUSÃO_pessoas_atrás de si 23r
60.ILUSÃO_pessoas_ausentes, conversa com 14r
61.ILUSÃO_visões ,tem 112r
62.ILUSÃO_visões_esqueletos 2r
63.IMBECILIDADE - mente fraca f.gh 181r
64.IMBECILIDADE_negativismo 6r
65.INCONSCIÊNCIA coma estupor 326r
66.INDIFERENÇA apatia 297r
67.INQUIETAÇÃO nervosismo 532r
68.INQUIETAÇÃO_beber agg. 1r
69.INQUIETAÇÃO_por_dor 39r
70.INSANIDADE loucura irracionalidade 192r
71.INSANIDADE_alterna_metrorragia 1r
72.INSEGURANÇA falta de confiança f.gh 136r
73.INSEGURANÇA_palco, medo do f.rz 44r
74.LOQUACIDADE 161r
75.MANIA loucura 174r
76.MANIA_alterna_metrorragia 1r
77.MANIA_anoitecer (11) 2r
78.MEDO em geral - apreensão - temor f.gh 438r
79.MEDO_altura ,lugares altos f.sy 32r
80.MEDO_atravessar_ponte ou lugar f.sy 10r
81.MEDO_atrás de si, alguém está 8r
82.MEDO_fantasmas f.rz 42r
83.MEDO_noite 79r
84.MEDO_sozinho ,de estar 80r
85.MEMÓRIA_fraca 336r
86.MEMÓRIA_fraca_lugares 18r
87.MENTAIS, alternando com s. físicos f.gh 25r
88.MM_clarividência (GH) f.al 18r
89.MM_depressão (GN) f.al 138r
90.MORTE_medo 175r
91.MORTE_pensamentos de 81r
92.MORTE_pensamentos_sozinho, quando 1r
93.MORTE_sonhos ,com o tema da (gh) (GN) 153r
94.MORTE_sonhos_cadáveres 60r
95.MORTE_sonhos_féretros - ataúdes 15r
96.MORTE_sonhos_morte, com a 78r
97.NOITE agg. (gh) (GN) f.gh 370r
98.PENA sentimentos de f.gh 137r
99.PENA_chorar, não consegue 26r
100.PENA_transtorno por f.gh 87r
101.PERSEGUIÇÃO ansiedade persecutória 166r
102.PERSEGUIÇÃO_seguido é (ilusão) f.gh 43r
103.PERSEGUIÇÃO_seguido_caminha atrás de si, alguém 8r
104.PRESSA apressado 140r
105.PULA impulso de f.rz 37r

106.RESPONDE_monosilabicamente f.gh 22r
107.RESPONDE_monosilabicamente_não a todas as questões 7r
108.RI ->Sorrindo f.gh 164r
109.RI_alterna_gemidos 5r
110.RI_tolamente 21r
111.SOBRESSALTO f.gh 237r
112.SOBRESSALTO_sono_durante 164r
113.SONHOS_animais (GN) f.gh 123r
114.SONHOS_animais_aranhas 7r
115.SONHOS_animais_cavalos 29r
116.SONHOS_assustadores 242r
117.SONHOS_cólera 61r
118.SONHOS_fantasmas 44r
119.SONHOS_festas 6r
120.SONHOS_festas ,banquetes, farras (GN) 38r
121.SONHOS_lutas 58r
122.SOZINHO agg. (gh) (GN) 125r
123.SUCÍDIO disposição suicida f.gh 138r
124.SUICÍDIO_jogando_altura f.gh 34r
125.SUICÍDIO_jogando_janela 20r
126.TACITURNO mal-humorado rabugento 375r
127.TEMA_animal 32r
128.TEMA_atormentado 17r
129.TEMA_cadáver 10r
130.TEMA_cair 28r
131.TEMA_clarividência 9r
132.TEMA_desamparo 53r
133.TEMA_doença 120r
134.TEMA_estranho 44r
135.TEMA_falar 56r
136.TEMA_grande 12r
137.TEMA_machucar 33r
138.TEMA_morte 132r
139.TEMA_perseguição 34r
140.TEMA_possuído 34r
141.TEMA_selvagem 12r
142.TEMA_solidão 92r
143.TEMA_suicídio 61r
144.TEMA_tristeza 66r
145.TIMIDEZ f.gh 159r
146.TIMIDEZ_aparecer (gh) (GN)- 52r
147.TRANSE f.gh 27r
148.TRANSE_magnético estado da mente 6r
149.TRISTEZA depressão mental 525r
150.TRISTEZA_chorar_não consegue f.al 26r
151.TRISTEZA_com_choro f.gh 26r

3.2 Crot-c – Mind - Materia Medica

- Crotalus cascavella (species uncertain). Preparation, Trituration of the virus with sacch. lactis.
- Authorities. <e.1> Mure, Pathogenesie Bresilienne, p. 322; provings on a female with the virus; <e.2> ibid, p.321 (Maia and Reis, Gaz. de Paris, Jan 5th, 1839); effects of a bite on the finger.

MIND:

1. Magnetic state; she hears nothing, and again sees the spectre of death, as a gigantic black skeleton. Her weeping and mania increase, <e.4>.
2. At 6 o'clock in the evening, another maniacal paroxysm. Magnetic state, in which she does not answer questions, but hears a strange voice to her left, and behind her; she follows it, throws herself against closed doors, and scratches them with her nails. Three very similar attacks succeed each other; they are occasionally interrupted by silly laughter, and always end with a flood of tears. She again cries out;" He is in the den, but the lions will not eat him" (sixth day), <e.1>.
3. She exclaims, several times," He is in the lion's den, but they will not bite him" (sixth day), <e.1>.
4. Another attack of mental alienation; she hears voices, which she follows; with copious tears, <e.1>.
5. She stands for ten minutes on the window-sill, and is arrested when on the point of throwing herself off (fifth day), <e.1>.
6. She fancies her eyes are falling out, <e.1>.
7. He fancies he hears groans, <e.1>.
8. He fancies he hears some one walking behind him, <e.1>.
9. While in a clairvoyant state, he speaks to some one who does not answer, <e.1>.
10. She plays with her fingers like a child,<e.1
11. Aversion to talking (tenth day), <e.1>.
12. Weeping (fifth day), <e.1>.
13. The pains extort frequent groans, <e.1>.

14.Involuntary groans, <e.2>.

15.She rises suddenly at 3 o'clock, uttering two shrill cries, and throwing herself forward, <e.1>.

16.Depression; sadness (fourth day), <e.1>.

17.Dejection, <e.2>.

18.Her thoughts dwell on death; with great sadness <e.1>.

19.Thoughts of death haunt her everywhere, especially when alone (fifth day), <e.1>.

20.She longs to weep, but cannot, <e.1>.

21.Anxiety (after two hours and a half), <e.2>.

22.Feeling of fright, at night, <e.1>.

23.Fright at night about indefinite things, <e.1>.

24.Sensitive mood (tenth day), <e.1>.

25.She answers all questions with" no" , <e.1>.

26.Total loss of memory, <e.1>.

27.Loss of consciousness; she neither sees nor hears, <e.1>

IV Exercício

- Com a patogenesia de *Asimina triloba.*

1. Identifique os *fenômenos* mentais, gerais, sensoriais, funcionais e lesionais, as *localizações*, as *modalidades* e os *concomitantes.*
2. Classifique os sintomas na *grade semiológica*.

Asimina triloba

1. Não se importou em manter conversação com ninguém, mesmo seus melhores amigos.
2. Cefaléia incessante por vários dias.
3. Cefaléia pela manhã ao acordar.
4. Após exercitar-se andando ao ar livre, a cefaléia generalizou-se pela região frontal e aliviou-se de alguma forma.
5. Cefaléia leve pela região temporal.
6. Ao levantar-se pela manhã, cefaléia não usual na região temporal, envolvendo o olho, com dor aguda sobre ele, aumentava por simples tosse.
7. A garganta está apenas ligeiramente dolorida; não tanto como a rouquidão parece indicar.
8. Região do estômago dolorida à pressão..
9. Sensação de que o estômago está aumentado em tamanho.
10. Dor no hipocôndrio esquerdo.
11. Dor leve, parecida com cólica.
12. Abdomen dolorido, pior à pressão.
13. Ao anoitecer, dor" rumbling (surda? Borborigmo?,)" no abdomen, com desejo de evacuar, que resultou na eliminação de fezes moles, pastosas e insuficientes
14. Inatividade dos intestinos e reto.
15. Eliminação de fezes moles, pastosas e insuficientes, precedidas de dor" rumbling" no abdomen
16. Insuficiência de fezes.
17. Bastante rouco.
18. Rouquidão, não sentiu muito dolorimento na garganta
19. Rouquidão, acompanhada de dificuldade náo habitual de falar.

20.Aumento da rouquidão, requerendo muito esforço para falar, a mucosa parecia espessa e os órgãos respondiam lentamente aos esforços de falar.
21.Tosse ligeira, seca
22.Dor tediosa, dolorida, na parte superior do pulmão esquerdo.
23.Dor tediosa, dolorida, na parte superior do tórax, mais do lado esquerdo do que no direito.
24.Dolorimento à pressão na parte final inferior do esterno.
25.Dor no ombro esquerdo, aparentemente envolvendo os músculos peitorais.
26.Dor aguda no quadril esquerdo, durando cerca de meia hora, às 10.30 hs; sentiu a mesma dor novamente às 13.30hs e ao anoitecer.
27.Ao anoitecer sentiu outras dores, mais suaves que as anteriores e durando menos tempo.
28.Sentiu-se desconfortável o dia todo.
29.Não descansou bem nas noites anteriores.
30.Não descansou à noite; movimentou-se e virava a noite inteira; não conseguia tirar da mente o que tinha ocorrido durante o dia; levantou não descansado. /Did not rest well at night; kept turning and moving all
31.Acordou com a luz do dia, sem estar revigorado, com cefaléia.

Questionário

1. Quais as características da fase apsórica (1790-1816) e da fase psórica (1816-1828-1843)?
2. Por que a Homeopatia apsórica dá apenas uma aparência de cura?
3. Conceituar miasma.
4. Quais os sintomas da psora latente?
5. O que é psora secundária ou manifesta?
6. O que são os miasmas venéreos?
7. Quais as regras para o tratamento dos 3 miasmas? (segundo Hahnemann).

V Bibliografia

1. Leituras Suplementares

1. James Tyler Kent. *Filosofia Homeopática*.
    1. Lições XXXI a XXXIII. Os Característicos. O valor dos Sintomas
2. James Tyler Kent. *Minor Writings on Homeopathy.* Gypser.
    1. 1884. Totality and Individuality.
    2. 1884. The Simillimum.
    3. 1884. Idiosyncrasy.
    4. 1888. Characteristics in Throat Diseases.
    5. 1888. Characteristics Symptoms.
    6. 1888. How Symptoms change.
    7. 1889. Homeopathic Aggravation.
    8. 1902. The symptoms and aspects of such cases as Present an Unfavorable View and cause an Unfavorable prognosis.
    9. 1911. Correspondence of organs and Direction of Cure.
    10. 1912. Temperaments.
    11. 1912. Classification of Constitutions Useless in Prescribing.
    12. 1913. The Language of the Repertory.
3. Ariovaldo Ribeiro Filho. *Conhecendo o Repertório*. 2008.
    1. Parte 2. *Semiologia Homeopática*. Da Anamnese á Totalidade Sintomática. Da Valorização à Seleção dos Sintomas.
4. George Dimitriadis. *Homeopathic Diagnosis*. 2004.
5. Robert Gibson Miller. *Comparative Value of Symptoms in the selection of the remedy*. Jain Publishers. 1995.
6. Pierre Schmidt. *A Arte de Interrogar*. Ed. Organon. 2004.
7. Pierre Joly. *A Consulta Homeopática*. Ed. Organon. 2002.

2. Semiologia Homeopática

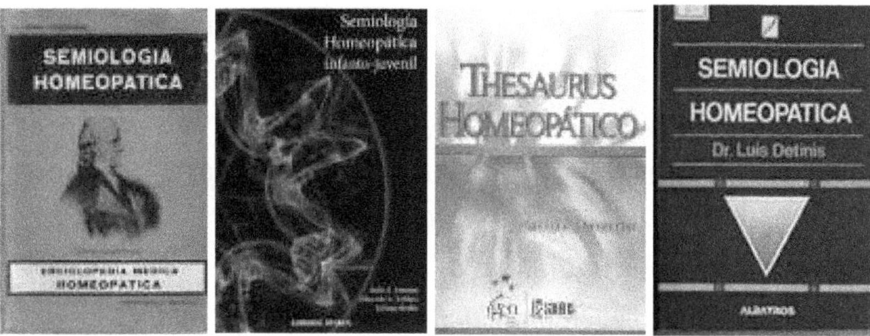

1. Index do ***Manuel de Therapeutique Homeopathique***. Bönninghausen. Réédition. Laboratoires Homeopathique de France. L.H.F. 1976.
2. Denis Demarque. **Semiologia Homeopática**. Ediciones Marecel. Buenos Aires. 1978.
3. Luis Detinis. ***Semiologia Homeopática.*** 1987.
4. Ramanlal P. Patel. ***Analysis and Evaluation of Symptoms***. 6th. Edition, 1993.
5. Julio Ambros. ***Semiologia Homeopática Infanto-juvenil***. 1993.
6. Jorge Biolchini. ***A abordagem linguística da Semiologia Homeopática***. 1990. Rev. homeopatia (Sao Paulo) ; 55(4): 95-9, dez. 1990.
7. Henrique Stielfmann. ***Thesaurus Homeopático***. 2009. Editora Organon. SP.

3. Teoria Miasmática

1. Agrawal. *A comparative study of chronic miasms.*
2. Allen - *Psora, Pseudo-psora e Sycosis.* (1900).
3. Bankar, S.S *Repertory of miasms.*
4. Banerjea, Subrata Kumar. *Miasmatic Prescribing.* 2010.
5. Bernoville, Fortier. *Syphillis and sycosis.*
6. Bönninghausen - *Anamnesis of Sycosis* .
7. Burch, Melissa. *Dr. Rajan Sankaran´s Correspondence Course. 4. MIASMS.* 2006.
8. Burnett. *Vaccinosis.*
9. Campbell, Anthony. *Miasms revisited.* Brit. Hom. Journal. Jan. 1983.
10. Casale, Jorge. *Los miasmas cronicos.*
11. Choudoury, Harimohan *Indications of miasms.*
12. Degroote, Filip. Notes on Miasm heredity and remedy interactions. 1994.
13. Demarque, Denis. *Homeopatia, medicina da experiência.*
14. Egito, José Laércio. *Classificação Miasmática dos medicamentos homeopáticos.* 2006.
15. Egito, José Laércio. *Homeopatia: contribuição ao estudo dos miasmas.*
16. Escola Francesa. *Homeopathie:le traité.* (19xx).
17. Francisco, V. *Characteristics of Psora.* (Homeopathic recorder. July, 1941.
18. Frazer, Peter. *Using Miasms in Homeopathy.* 2008.
19. Ghatak *Doenças crônicas.* (1920).
20. Hahnemann *Doenças crônicas.* (1822 - 1830).
21. Hehr, G.S *Bacteriology and Homeopathy.* Brit. Hom. Journ. April 1982.
22. Jahr *A prática da Homeopatia Princípios e regras* (1857).
23. Kanjilal. *The basic nature of 3 miasms.* Hahnemannian Gleanings. Sept. 1976.
24. Kent Filosofia homeopática e Escritos menores - (1900).

25.Marim, Matheus. Ciclo de estudos sobre Miasmas. Depto. Homeopatia Campinas. SP.

26.Masi Elizalde Conferências e Actas. (1986).

27.Norland, Misha. *Signatures, Miasms, AIDS.*

28.Ortega, P.S Apuntes sobre los miasmas. (19xx).

29.Ortega, P.S Chronic miasms. Brit. Hom. Journal. Jan. 1983.

30.Paschero Homeopatia. (19xx).

31.Phylis Speight. *Comparison of the Chronic miasms.*

32.Roberts Princípios de homeopatia. (1940).

33.Rosenbaun, Paulo. *Miasmas.* Editora Roca. 1998.

34.Sankaran, *Theory of miasms.* Homeopathic links 2/92.

35.Saxton, John. Bowel Nosodes in Homeopathic Practice. 2th edition, 2012.

36.Watson, Ian. *The Homeopathic Miasms. A Modern View.* 2010.

37.Smith, G. Kent *Symposium on Chronic diseases.* Hom. Rec. 1947.

38.Vannier, Leon: *Les canceriniques. Les Tuberculiniques.*

39.Zissu, R. *Manuel de Medecine Homeopathique.*

40.Louis Klein. *Miasms and Nosodes.* (2009).

41.Spectrum of Homeopathy. Miasms. 1828-2010.

42.Rajan Sangaran. *The Schema.* Ed. 2005. 2010. Ed. Organon. SP.

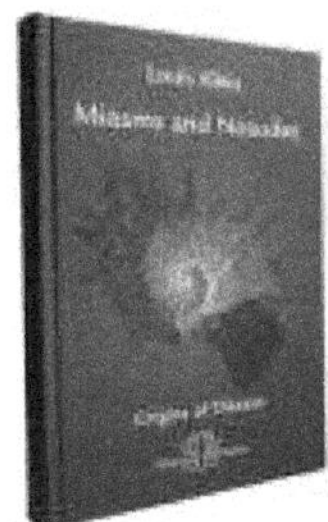
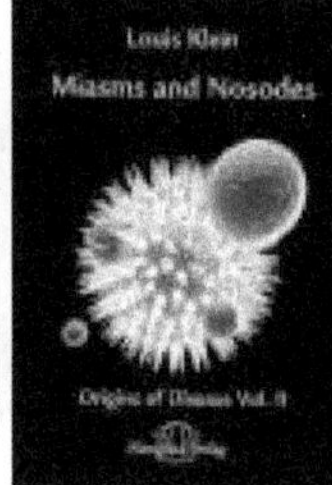

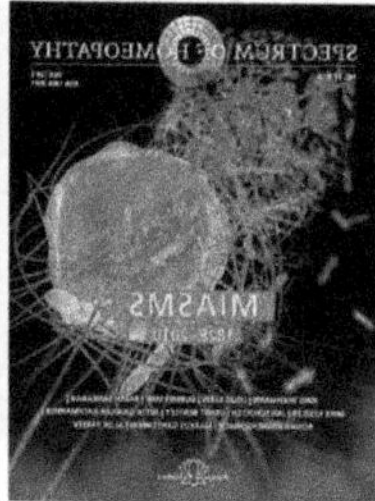
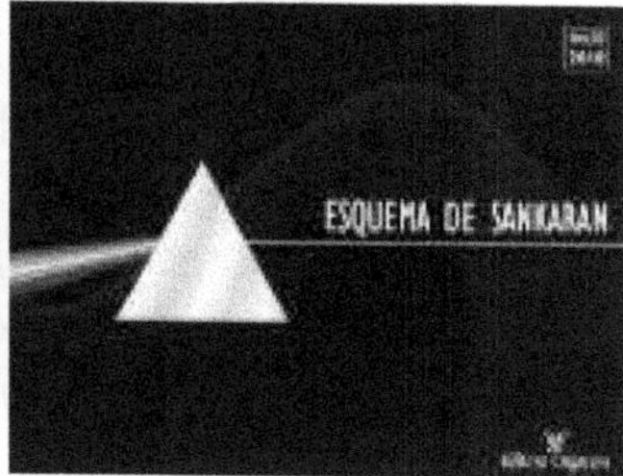

4. Filosofia homeopática

1. BANDOEL, M.C. ***Fundamentos filosoficos de la clinica homeopática***. Albatros, 1986.
2. BAROLLO, C.R. ***Aos que se tratam pela homeopatia***. São Paulo: Robe ed., 1996.
3. BARROS St-Pausteur, ***Homeopatia medicina del terreno***. Caracas: Univ. Central, 1977.
4. BASTIDE, Melanie. ***Signals and images***.
5. BELLAVITE, P. ***Homeopathy: A frontier in Medical Science***. North Atlantic Books. 1995.
6. BERGO, Hélio. ***Entrevista com Kent***. IHJTK
7. BOERICKE, G. Princípios de Homeopatia para estudantes de medicina. 1929..
8. BOGER, C. ***Collected works***. C. Livingstone.
9. BOYD, H. Introduction to homeopathic medicine.
10. CASTRO, D. Interrogatório do doente. 1980
11. CHAND, D.H Microdoses megaresults - clinical cases.
12. COOK, Trevor Homeopathy the gentle healer.
13. COSTA, Roberto. ***Homeopatia atualizada***. 3ª ed.
14. DETINIS, L. ***Semiologia homeopática***. Buenos Aires: Albatros, 1987.
15. DUNHAM, C. ***Homoeopathy the science of therapeutics***.
16. DUPRAT, H. ***A teoria e técnica da Homeopatia***. RJ: Ed. Homeopática Brasileira, 1974
17. EIZAYAGA, F. X. ***Tratado de medicina homeopática***. B A: Ed. Merecel, 1981.
18. FARRINGTON, E.A. ***Lesser writings***.
19. GALHARDO, J.E.R. ***Iniciação Homeopathica***. RJ: Typ. E. Sondermann, 1936.
20. GAMARRA, J. Salvador. ***Introdução a uma compreensão da homeopatia.*** Arial. 1993.
21. GENNEPER, ***O tratamento de Friederich Wieck.***.. IHJTK
22. GRIMMER, Arthur. ***The colected works***. Edited by Ahmed Currim.
23. GROSSO JÚNIOR, Armando. ***Páginas da medicina homeopática***. El Ateneo Ed., 1987.
24. HODIAMONT, L. ***Conselhos aos doentes que se tratam pela Homeopatia***. Ed. H. Bras.
25. HUGHES, R. ***Principles and practice of homeopathy***.
26. MURE, Benoit ***Homeopatia pura***. Doctrine de L´ecole de Rio de Janeiro.
27. NASSIF, M.R.G. ***Compêndio de Homeopatia. vol I II e III*** SP: Robe ed., 1995.
28. ORTEGA, P.S. ***Introducion a la medicina homeopática, teoria y técnica***. Novarte,1992.

29. PASCHERO, T P. ***Homeopatia***. 2ª ed. Buenos Aires: El Ateneo. 1983.
30. PATEL, R. ***Analysis and evaluation of symptoms.***
31. RAWAT, P.S ***Select your dose and potency***.
32. REZENDE, Antonio Carlos. ***Pediatria sob visão homeopática***. Ed. Jundia. 1998.
33. ROMANACH, Anna Kossak. ***Estímulos e respostas em homeopatia*** Elcid, 1999.
34. ROMANACH, Anna Kossak. ***Homeopatia em 1.000 conceitos.*** SP Elcid, 1984.
35. SCHROYENS, F. ***Como encontrar o remédio homeopático***. Paulinas, 1991.
36. TEIXEIRA, Marcus Zulian. ***Semelhante cura o semelhante***. Ed. Petrus. 1998.
37. TOLEDO, D.F. ***Iniciacion a la Homeopatia***. Mexico: Ed. Porrúa, 1995.
38. TYLER, M. ***Curso de Homeopatia***. São Paulo: Editorial Homeopática Brasileira. 1965.
39. ULLMAN, D. ***Discovering Homeopathy***. North Atlantic Books. 1991.
40. VANNIER, L. ***La practica de la homeopatia***. 2ª edição. Mexico: Editorial Porrua, 1968.
41. VIJNOSKY B. ***Valor real de los sintomas en la historia clinica***. Albatros,1975.
42. WRIGHT-HUBBARD, E. ***A brief study course in homeopathy***.
43. WRIGHT-HUBBARD, E. ***Homeopathy as art and science***.
44. ZISSU, R. ***Manuel de Medecine Homeopatique***. Doin éditeurs, 1981.

www.ingramcontent.com/pod-product-compliance
Ingram Content Group UK Ltd.
Pitfield, Milton Keynes, MK11 3LW, UK
UKHW022030190726
13853UKWH00005B/2186